本成果受到中国人民大学
“统筹支持一流大学和一流学科建设”经费的支持

社会风险治理丛书

中国药品安全
风险治理

Drug Safety Risk
Governance In China

刘　鹏◎著

中国社会科学出版社

图书在版编目(CIP)数据

中国药品安全风险治理/刘鹏著.—北京：中国社会科学出版社，2017.5
(社会风险治理丛书)
ISBN 978-7-5203-0359-0

Ⅰ.①中… Ⅱ.①刘… Ⅲ.①药品管理—安全管理—风险管理—中国
Ⅳ.①R954

中国版本图书馆CIP数据核字(2017)第090920号

出版人 赵剑英
责任编辑 赵 丽
责任校对 王桂荣
责任印制 王 超

出 版 中国社会科学出版社
社 址 北京鼓楼西大街甲158号
邮 编 100720
网 址 http://www.csspw.cn
发行部 010-84083685
门市部 010-84029450
经 销 新华书店及其他书店

印 刷 北京明恒达印务有限公司
装 订 廊坊市广阳区广增装订厂
版 次 2017年5月第1版
印 次 2017年5月第1次印刷

开 本 710×1000 1/16
印 张 12.75
插 页 2
字 数 201千字
定 价 56.00元

目 录

导　语

此书就是本人自2010年以来，在原有博士论文《转型中的监管型国家：基于对中国药品管理体制变迁（1949—2008）的案例研究》出版之后，继续关注中国药品监管改革的研究成果的汇编和集锦。药品虽然可以用来治愈疾病，但也会对人体健康产生一定的风险，因此药品安全治理的核心是风险治理，即控制药品对人体的风险能够在正常的临界值之内，并能够为人们的主观感受所接纳与承受。本书基于国际社会风险治理的经验和教训，力图超越单纯的政府监管视角来研究问题。本书六章内容的具体主题虽然有所差异，但它们之间又是充满逻辑联系的篇章，它们围绕着一个非常重要的核心主题，即中国药品安全风险的治理。

第一章是中国药品安全风险监管体系总论，主要是结合药品生命周期理论，从药品的研发、生产、销售、使用等整个产业链条的风险管理出发，分析了中国目前药品安全风险监管体系的现状和存在问题；第二章分析了近代药品安全监管制度的起源国家——美国在一百多年来药品安全风险监管所经历的不同阶段及其特征与监管理念，重点分析了药品安全监管体制历史演化背后的逻辑；第三章以药品监管中最为重要的环节之一——药品审评作为例子，深入分析了中国药品审评资源的配置现状、存在问题以及如何进一步优化；第四章则从公共管理中的绩效评估相关理论出发，对中国的药品注册制度与流程进行评估和诊断，建立起了一套科学有效、符合国情的中国药品注册制度绩效评估体系，从而有助于更好更快地改善中国药品注册的效率和效果；第五章将研究主题转向药品监管的重要工具和载体——《中国药典》，重点分析了自1840年到2010年以来、中国近现代一共十部国家药典的制定背景、编纂过程、主要特征和社会影响，最后总结了170年来中国药典发展历史的规律、教训和启示；而第六章则回到公共治理的视域，对包括药品安全风险在内的冲击所形成的风险国家这样一种超越传统行政国家范式的特征以及区别进行了理论阐述和归纳，特别是中国政府应当如何面对风险社会的挑战。

整个六章的内容涉及中国药品安全风险治理上市前和上市后的大多数环节，同时又有理论分析，其核心是要探索建立既符合国际社会共性、又符合中国国情的药品安全风险治理体系。囿于篇幅和研究所限，本书更多地把重点放在审评、注册、生产标准等方面，而对药品流通等环节暂时没有涉及，这些遗憾将留待以后在研究中继续加以弥补。本书盼望能够通过自己绵薄的研究之力，降低药品安全风险，促进国民健康。

刘鹏

2016年12月25日

人民大学求是楼

第一章　中国药品安全风险管理体系总论

一　药品安全风险管理的基本概念和理论

（一）药品安全风险的含义与成因

“风险”是人类创造出的一个对各种灾害等不利结果加以描述的词汇，其特征为不确定性和损失。[①] 药品安全风险作为风险的一种，应当包含“风险”这两个特征，一是药品安全风险的发生具有不确定性，这种不确定性本身是客观存在的，既可能发生，也有可能不发生；二是会造成损失，即药品安全风险一旦发生就必然会给使用者的身体带来直接的损害。因此，根据药品治疗人体疾病、恢复人体正常生理功能这一主要作用和风险的基本特征，可将药品安全风险定义为人们使用药品后发生任何机体损害的可能性以及损害发生的严重程度的一种结合，而药品风险成因可以分为天然成因和人为成因两大类。①天然成因，指由药品本身属性带来的风险，具体体现为药品缺陷和药品不良反应。②人为成因，包括药品质量问题、不合理用药和医药科技局限性。

（二）药品安全风险管理的目的与特征

风险管理是使风险成本最小化和组织价值最大化。药品风险管理是针对可能对人体产生健康风险的药物，通过评估、甄别、警戒和控制等活动来尽量降低其可能的风险；是对整个药品生命周期的风险控

---

① 参见刘新立《风险管理》，北京大学出版社2006年版。

制过程，旨在实现效益风险最优化。[①] 药品安全风险管理的目的是使得所有的个人和组织在药品生产、使用、流通等过程中所采取的药品损失控制和内部风险抑制等手段的边际成本等于社会总期望损失成本，此时能够实现全社会总风险水平最小化。即一方面尽最大可能减少与药品相关风险，即用药风险最小化；另一方面实现使用者用药收益最大化。

而为了达成上述目的，药品安全风险管理具有以下特征。①管理手段的法制化。发达国家在药品安全风险方面，均通过完善立法以建立药品安全风险管理法规系统和强化药品安全风险管理相关部门的作用。[②] 只有通过法律手段，才能使得药品安全风险管理成为强有力的武器。②管理组织专业化。发达国家在药品安全风险管理方面，均设立了专业的常态风险管理组织机构。[③] 常态化的管理组织有利于药品安全风险管理的常态化进行。③管理制度完善化。发达国家在药品安全风险管理制度上坚持全过程的管理。同时，信息公开制度也普遍建立起来。完善的管理制度有助于风险管理的有效开展，实现风险全覆盖，尽最大可能使得风险最小。

（三）药品安全风险管理的程序与具体措施

无论是何种风险，风险管理的程序都是大致相同的，这一过程可以分为五个步骤，即风险识别、风险评估、风险干预、风险交流和风险管理活动。[④] 基于美国将药品安全风险管理划分为评估、风险最低化、上市后评价和调整手段四个环节的经验[⑤]，药品风险管理程序应包括药品风险识别、药品风险评估、药品风险干预、药品风险交流四

---

① 李幼平：《药品风险管理：概念、原则、研究方法与实践》，《中国循证医学杂志》2007 年第 12 期。

② 李贞、邵蓉：《中美两国药品管理若干问题比较》，《中国药房》2006 年第 16 期。

③ 李珂珂、赵志臣：《我国药品安全风险管理现状与思考》，《滨州医学院学报》2012 年第 5 期。

④ 李幼平：《药品风险管理：概念、原则、研究方法与实践》，《中国循证医学杂志》2007 年第 12 期。

⑤ 边博洋：《美国药品安全风险管理最终指南对我国药品安全风险管理的启示》，《中国药事》2007 年第 2 期。

个环节。①风险识别。对已知的药品风险与潜在的药品风险加以判断、归类和鉴定的过程，找出药品风险所在。②风险评估。科学评价药品在风险分布中的范围、频次、几率和严重性，同时结合人们对药品的暴露性程度和容忍性，判断人们对于药品安全风险的接纳水平。③风险干预。对已产生的药品风险因素采取一系列诸如暂停审批、改变工艺等措施进行有效风险控制的过程。④风险交流。就药品安全风险的主观认知和信息内容，在各个利益相关主体之间进行交换和流动，以便促使各类主体对药品安全风险共识的形成。

二 中国药品安全风险管理体系的现状与问题

（一）中国药品安全风险管理体系的现状

自20世纪80年代以来，随着我国药品供应的不断充足，人们对于药品的关注从“量”向“质”转变，更加关注药品使用的安全风险问题。国家越来越重视药品安全监管工作，并更多地从风险治理角度来重新审视药品生命周期全过程的风险控制问题。经过三十多年的建设，中国药品安全风险管理能力有了很大提升。

1. 初步具备了药品风险识别能力

自1985年《药品管理法》颁布实施，明确药品不良反应监测报告制度的法律地位后，中国药品风险识别能力初步建立。2002年年底，全国31个省、自治区、直辖市都建立了省级药品不良反应监测机构。[①]药品风险病例报告数量和质量逐年提高，2012年全国风险病例报告达到120余万份，大约是1988年至2002年15年间报告总数的40倍[②]。病例报告的质量逐年趋向规范，报告的利用率也在逐渐提高。

2. 建立起了较为科学的药品风险评估体系

从20世纪90年代开始，药品不良反应信息监测网络在全国逐步建立，国家药品不良反应监测中心也于2001年启动了药品不良反应

① 《以保障公众用药安全为目标推动我国药品不良反应监测工作的深入开展——国家食品药品监督管理局副局长邵明立在全国第二次药品不良反应监测工作会议上的讲话（节选）》，《中国食品药品监督管理年鉴2005》，化学工业出版社2005年版。

② 《中国食品药品监督管理统计年鉴2012》，中国医药科技出版社2012年版。

信息网络建设工程，中央政府投入大量财政资金予以建设，并于2005年左右完成了信息网络的一期建设，为后来省一级成立类似相关机构奠定了坚实的基础。同时，在ADR检测中引进了国际先进经验和国际先进报告规范。

3. 基本建立起了覆盖药品全生命周期的监管体制

第一，药品的研发阶段，进一步明确了药品研发的规范和要求，新药研发必须经国家食品药品监督管理总局批准；第二，审评审批阶段，2002—2007年中国先后颁布和修订了《药品注册管理办法》，对上市的新药、仿制药和进口药品，依法依规实行严格的技术审评和行政审批①，2016年《药品注册管理办法》又进入了新一轮的修订阶段；第三，生产阶段，国家颁布了《药品生产质量管理规范》（药品GMP），开展药品GMP认证工作，同时还出台了《药品生产监督管理办法》，对开办药品生产企业的申请与审批、药品生产许可证管理、药品委托生产管理以及对生产企业的监督检查进行了全方位规定；第四，流通阶段，国家颁布了《药品流通监督管理办法》，对药品生产经营企业购销药品、医疗机构购进和储存药品等环节进行了明确规定，同时建立起了药品分类管理制度，停止了处方药在大众媒介的广告发布，并颁布了《药品经营质量管理规范》（药品GSP）及其强制认证；第五，使用阶段，对于药品最大的使用终端——医疗机构，国家食品药品监督管理局颁布了《医疗机构药品监督管理办法》，2011年10月对医疗机构的药品购入和储存、药品调配和使用等行为进行了规范，同时通过颁布《医疗机构制剂配置监督管理办法》，对医疗机构的自制制剂安全和质量提出了监管要求，并加大对公众的用药安全知识的普及和教育；第六，上市后召回阶段，2007年中国颁布了《药品召回管理办法》，建立起了分类召回制度，规定使用药品可能引起严重健康危害的，为一级召回，使用药品可能引起暂时的或者可逆的健康危害的，为二级召回等，规定企业是召回的第一责任人。

---

① 刘鹏：《转型中的监管型国家建设——基于对中国药品管理体制变迁（1949—2008）的案例研究》，中国社会科学出版社2011年版。

4. 促进药品风险信息的公开化

2001 年起，中国建立了药品不良反应信息通报制度。到 2016 年 12 月为止，国家药品不良反应中心已向社会发布了 73 期《药品不良反应信息通报》，共涉及药品约 85 种，并对某些风险较大的品种的后续监管措施也进行了公布。药品不良反应信息通报制度，对于帮助医生科学开药、患者合理用药具有较大的价值，同时也对药品生产和流通企业在各自业务范围内重新审视药品风险问题起到了促进作用。

（二）中国药品安全风险管理体系的问题

尽管我们药品安全风险管理体系已经初步建立起来，但由于中国医药产业规模较大，多小散乱的局面多年没有得到根本改善，药品生产经营和使用领域的不规范行为时有发生，因此中国现有的药品安全风险管理体系仍然存在许多问题。例如，在药品风险识别环节中，对于药品安全的辨识和甄别能力还有待加强；在评估环节中，评估的科学性程度不足；在干预环节中，对于药品全生命周期全过程控制能力孱弱，具体表现为在研发、注册、生产、流通、临床使用和召回等阶段的必要干预不到位或不科学；在交流环节中，难以形成风险共识；此外，在整个环节中，药品生产企业和社会组织责任制度缺乏有效落实。

1. 药品风险识别能力有待提升

（1）药品不良反应识别体系发展水平偏低

对药品不良反应的监测和报告，是药品安全风险识别的重要渠道，也是判断一个国家对药品安全风险信息收集能力的关键指标。2015 年中国共报告各类药品不良反应 139.8 万件，每百万人口平均 ADR 病例报告首次突破 1000 份，达到 1044 份，在数量上已经远远超过世界卫生组织的建议水平，其中新的和严重不良反应/事件报告为 39.37 万起，占总数的 28.2%，已经接近世界卫生组织所建议的 30% 的水平①。

---

① 国家食品药品监督管理总局：《2015 年国家药品不良反应监测年度报告》，《中国药房》2016 年第 25 期。

与此同时，长期为人所诟病的药品不良反应报告来源渠道单一、品种分布不合理以及重复率高等问题仍然存在。从2015年的数据分析，医疗单位上报的ADR为114.9万件，占报告总数的82.2%，药品经营企业的报告占16%、药品生产企业的报告占1.4%、个人及其他来源的报告占0.4%，这一比例甚至比往年都有所下降。此外，已报告的ADR报告相对比较集中于化学药品，占到总数的81.2%，而生物制品（不含疫苗）仅占总数的1.5%①，品种分布也不太合理。

另外，目前中国的监测报告系统所上报的ADR报告多为已经知晓的不良反应病例，同时有些药品不良反应被重复计算于A、B、C类②，说明对不良反应事件的识别能力有待加强。这不利于后续所采取的监管措施，既可能浪费监管资源，也有可能因为监管投入不够而发生新的隐患。从药品不良反应的环节识别来看，有些药品不良反应被重复计算于各个环节，同样会导致监管资源的错误配置，引发新的问题。

（2）药品不良反应的因果关联性识别有缺失

临床实践证明，药品不良反应发生发展的原因非常复杂，受制于很多因素，并不完全是由药物本身所引发的，患者个体自身因素也有影响。患者使用某一药物引发的新症状与报告所载药品的因果关联性评价是ADR报告的精髓。调查显示，在关联性评价一项中，有37.4%的报告未做评价（缺项）③，这可能是由于填报人员缺乏ADR相关的基础知识，对ADR定义、类型、因果关系评价认识不足，因此缺乏必要的因果关系分析资料。在所收集的报告中有一部分甚至使

---

① 国家食品药品监督管理总局：《2015年国家药品不良反应监测年度报告》，《中国药房》2016年第25期。

② 按照世界卫生组织对药品不良反应的分类，药品不良反应可分为A、B、C三种类型，其中A型药品不良反应是由药品的药理作用增强所致，其特点是可以预测，与常规的药理作用有关，反应的发生与药品剂量有关，发生率高，但死亡率低；B型药品不良反应是与药品的正常药理作用完全无关的一种异常反应，一般很难预测，发生率低，但死亡率高；C型药品不良反应一般在长期用药后出现，潜伏期较长，难以预测，其特点是发生率高，用药史复杂或不全，没有明确的时间关系。

③ 严炎中、徐雯宇：《药品不良反应报告中存在的问题和分析》，《药学实践杂志》2005年第4期。

用了电子报告提供的默认项，这为各级药品不良反应监测机构进一步确定药品不良反应的真实性带来了障碍。

（3）药品不良反应自愿报告不足

在实践中，ADR 的基础知识还未被广大人群认知。尽管中国年度报告数量已经突破百万份，但报告数量仍有增长的空间，同时中国药品不良反应自愿报告系统建立时间不长，相关机构和患者自愿报告意识不强，导致 ADR 资源报告漏报、少报的情况普遍存在，大量发生的不良反应，尤其是新的不良反应，有很多并未被充分识别。前文也有提及，中国药品不良反应报告中严重病例报告比例过低，而从报告来源的自愿性分析，从百万人口报告数量看，中国 2015 年的百万人口报告数量达到 1044 余份，虽较以往出现了大幅度增长，但与欧美等发达国家相比，仍然存在一定差距。在 2012 年的 120.8 万起报告中，属于个人自愿报告的仅有 9200 余件，占总报告数量的比例仅为 0.8%。以英国为例，2011—2012 年英国自愿报告的严重报告比例达到 94%，远远高于中国自愿严重报告的比例。[①] 随着中国县级不良反应监测机构的逐步完善，预计未来不良反应自愿报告数量仍有上升的空间。

2. 药品风险评估的科学性程度不足

（1）药品不良反应报告来源与监测单位比例不符

2015 年，中国报告药品不良反应事件共约 139.8 万件[②]，通过分析近几年的数据可以看出，药品不良反应所导致的安全风险事件呈逐年上升趋势。但是，这其中药品生产和经营企业的报告比例近年来只能占到 10%—20%，这与现有 15 万家报告单位中有 50% 是药品生产企业的比例是不相符合的。在这些数字的背后，我们必须就药品生产企业在这一过程中是否严肃对待药品风险评估，其药品风险评估的方式方法是否科学，其数据结论是否可靠存有疑问。这使得药品不良反应报告难以反映药品安全风险的全貌，而其作为药品风险评估的重要依据，从中得出的药品风险评估结果的科学性就会大打折扣。

---

① UK MHRA, MHRA annual statistics, No. 11, 2010 (http://www.mhra.gov.uk/home/groupslcomms-ic/documentslwebsiteresources/con224445.pdf).

② 国家食品药品监督管理总局：《2012 年国家药品不良反应监测年度报告》，《中国新药杂志》2013 年第 8 期。

（2）ADR 监测的科学性有待提高

ADR 监测是药品风险评估的核心，其监测方式方法的科学性决定着结果的科学性，但是在实践中，中国的 ADR 监测存在着报告数据不完整、损害程度分级不科学、报告信息资源利用不足等问题，直接影响药品风险评估的科学性。

（3）ADR 报告缺乏规范性

中国目前部分 ADR 报告填写不规范，内容不完整，患者基本信息不全，ADR 具体过程描述欠缺，ADR 名称与相关专业知识缺乏关联，预防或处置方案交代不清，"必须具备数据"填报不详或漏填，完全符合"WHO - ART"标准名称记录的报告比例较低，有些报告甚至真实性存在疑问。

（4）ADR 报告损害程度分级不科学及质量偏低

中国现有的 ADR 严重程度分级标准存在一定的问题，包括级别的区分不够精准、缺乏具体标准和量化手段，同时难以加总和综合分析等。美国用药失误报告系统将用药失误按患者机体受损害程度分为 9 级（A—I），其中 A 级为无损害，B—H 级为有损害，I 级为死亡，相对更加精准①。

此外，根据世界卫生组织的标准，一个成熟的药品风险评估过程，其 ADR 报告的 30% 应该是新的和严重的病例，而目前中国国家药品不良反应监测中心所收集的报告多以一般和已知的报告为主，真正有警戒信号提取意义的报告数量较低，远远没有达到监测体系发现信号进而能够开展安全风险管理的要求。

（5）ADR 报告信息利用不充分

ADR 的信息搜集很不容易，因此信息的利用就变得更加宝贵和重要。发达国家对 ADR 分析的重点是放在不良反应的严重程度和用药剂量及次数的关系上，重点是对那些不良反应非常严重的 ADR 予以认真研究和分析，而目前中国的 ADR 信息报告则还是把重点放在不良反应出现的数量上，更多的是考虑不良反应所发生的范围，而非严

---

① 李利军、胡晋红、王卓等：《药品不良反应严重程度分级评分标准的制定及药品不良反应严重度指数的应用》，《药学服务与研究》2008 年第 1 期。

重程度，这实际上是对 ADR 报告信息利用的一种严重浪费，没有将 ADR 报告信息的价值发挥到最充分的境地。

3. 药品生命周期过程风险干预能力孱弱

（1）研发环节问题

研发环节的主要问题是对新药的测试程度不够。一方面，新药受试对象数量少。根据《药品注册管理办法》，Ⅰ期至Ⅲ期的新药人体受试数最低可以仅有 420 例①，而国际协调会议认为，受试人群的最低标准应为 1500 人，才有 95% 的把握发现发生率为 1% 的不良反应。② 另一方面，新药受试时间短。根据《药品注册管理办法》，药品受试时间最低仅有 12 个月，平均要求约为 24 个月。ICH 认为，对于非常罕见的不良反应，可能要在持续服药 2—3 年或者更长时间后才能被发现。同时，受试对象难以代表受众，临床试验的设计人员为避免治疗效果不同而带来统计上的不便以及保证试验成功，可能会寻找体质相似的受试对象，排除一些特殊的、可能会导致试验失败的受试群体。但是，这些被排除的人群往往有可能是真正使用药品的人群，或者是最有可能产生严重不良反应的人群。

（2）注册环节问题

中国药品审评机构人力资源普遍匮乏，缺乏与申请人就质量标准、生产工艺、临床规范等方面进行充分的交流与沟通。与美国 CDER 和欧盟 EMEA 相比，中国 CDE 的审评任务相对繁重，而审评人员的数量严重不足，导致每个审评人员每年所面临的平均审评任务非常繁重，CDE 每位审评人员每年的平均审评任务是 58 件，是美国 CDER 的 4.7 倍，是欧盟 EMEA 的 2 倍多，这就致使一方面审评强度大，另一方面大量的临床与科学数据根本没有被认真审阅，不利于在药品注册环节对药品安全风险的控制。

此外，根据中国事业单位的分类管理制度，药品审评中心是全额财政拨款的事业单位，每年在财政预算基础上，由国家财政部给予药

---

① 国家食品药品监督管理局：《药品注册管理办法》，2007 年 7 月 10 日。

② Wood A. J., Stein C. M., Woosley R., "Making Medicines Safer—the Need for An Independent Drug Safety Board", *New England Journal of Medicine*, No. 399, 1998.

品审评中心财政拨款。财政拨款是支撑药品审评中心的基本支出和项目支出的唯一经费来源。虽然CDE从财政拨款经费的额度来看是处于连年增长的态势，但经费增长的比例是否合理，是否与日益增加的药品审评任务和需求相一致，值得进一步商榷。

虽然现阶段CDE可以通过向药品申报企业收取一定的审评费用来弥补审评成本，但相对于美国、欧盟和日本的审评收费而言，这种收费标准相对较低而且沿用时间太长。CDE现在的药品收费标准的依据是原国家计委、财政部1995年制订的《关于调整药品审批、检验收费标准的通知》（计价格［1995］340号文件）以及财政部1999年制定的《对行政事业性收费实行单位开票、银行代收、财政统管的管理制度》（财综字［1999］87号），已经实施了20多年，不同类别的药品注册，临床研究和人体观察审批费在2000元—3500元不等，生产审批费则在1.5万—3万元之间，进口药品注册审批费则为4.53万元[①]。

2015年5月，最新的《药品、医疗器械产品注册收费标准》和实施细则出台，新药申报注册费用大幅上调，例如调整后的国产新药注册费标准从原来的3.5万元上涨到62.4万元，而进口药则从4.5万元上涨到96.9万元。虽然此次调价幅度很大，但与其他发达国家相比，差距仍然明显。以2013年审批国产新药的收费标准为例，澳大利亚98万元（人民币），加拿大176万元，美国1207万元，日本185万元，我国只有3.5万元[②]。即使大幅提价后，今后的审批费用仅相当于澳大利亚的64%、加拿大的35.5%、美国的5.2%、日本的33.7%[③]。较低的审评收费标准，不仅无法充分弥补因为审评量陡增而产生的审评成本，而且从一定程度上变相鼓励了药品申报过程中的低水平和低质量现象。由于收费门槛较低，大量质量低下、重复建设的药品申报数量陡增，挤占了十分宝贵和有限的药品审评资源，从长远来看，不利于在注册环节提高对药品安全风险的识别和控制。

---

① 《药品注册审批收费》，中国政府网（http：//www.gov.cn/fwxx/bw/spypjgj/content_505692.htm）。

② 袁端端：《药品审评改革：大涨背后有大招？新药注册费上涨近20倍》，《南方周末》2015年6月18日（http：//www.infzm.com/content/110162/）。

③ 同上。

（3）生产环节问题

一是生产条件总体不佳。目前，中国药品生产企业的生产环境达标率偏低，这反映了生产条件难以满足药品生产应有的标准，为在药品生产环节给药品带来不良反应的引致因子的产生提供了可能。更重要的是，这反映了药品生产企业自身和对药品生产企业的监管不足，使其有恃无恐，不愿意增加成本提供符合要求的药品生产环境，从这一点上看，药品安全风险控制能力是不足的。

二是对高风险药企监管有待强化。高风险药企是在药品生产环节中需要监管的重中之重。部分地区采取了驻厂监督员制度，取得了良好的效果。但是，这项制度并没有得到有效推广，在许多重点监控的高风险药品生产企业中，有驻厂监督员或建立起了与驻厂监督员类似的监督制度的企业占比较低，而剩下没有驻厂监督员的药品生产企业往往缺乏必要的监管，其规章制度存在着被忽视的危险，这些都说明当前中国相关部门在生产环节中监管手段难以渗透和“落地”，药品风险控制能力不足。

（4）流通环节

一是药品流通秩序依然有待规范。目前，一些地方药品流通秩序混乱，药物的运输、储存、批发和零售等环节均出现乱象，不法药品集贸市场虽然关闭但转地下活动，特别是中药材市场问题仍然非常突出，假冒伪劣药品屡禁不止的问题比较突出。二是无证经营，非法经营者未全部取缔。主要表现为无证行医销售使用药品，超范围经营使用药品，无挂牌，无固定场地等。三是多头进药，购药渠道不规范。一些基层用药单位进货渠道混乱，用药缺乏规范，单纯追求利益的最大化，不查证药品销售企业的资质，难以保证药品质量。

二是药品追溯机制建设不足。追溯机制是药品流通机制极其重要的组成部分，通过追溯机制，可以准确定位药品处于生命周期的位置，为药品召回提供服务，同时也为药品安全风险管理追责提供帮助，帮助辨析责任主体和责任环节。追溯机制的建立依赖于药品流通企业网络化的管理，在这一点上，美国医药流通销售公司网络化管理达 90% 以上，加拿大和法国达到 84%，日本批发企业达 80%，而中国只达到15%。[①] 这说明中国药品追溯机制的基础是不牢固的，追溯机制自然难以建立，即便建立起来也难以发挥效果。

三是售药人员资质参差不齐。售药人员的资质是药品安全风险管理的重要组成部分，售药人员的良好资质可以尽最大限度减少使用者滥用药品、用错药品的可能性。据调查，中国当前售药人员中，具有药剂师资格的总体比例偏低，这一比例与药品风险甄别的高要求相比是不足的。同时，对于售药人员资质的考核和检查制度改革仍然有待加强，这就给售药人员资质的甄别和获得带来很大的问题，会直接影响药品风险的发生，是药品安全风险管理的薄弱环节。

四是药品违法广告依然较为严重。药品广告宣传应当符合药品的药效，以免给消费者带来误导，增加药品使用的安全风险，因此，对药品违法广告的打击也是药品安全风险管理的重要组成部分。遗憾的是，当前药品广告普遍存在夸大治疗效果，利用名人、专家、患者的名义进行虚假宣传，并进行不正当的药品比较，违反药品广告的审查批准要求。2015年，国家食品药品监督管理总局共向工商行政管理部门移送违法药品广告110690件，撤销药品广告文号164件，药品广告已经成为中国违法广告最为重要的来源之一。[②] 这些虚假广告做法失信于民，损害公众的人身利益，也是药品安全风险管理需要花大力气解决的问题。

（5）临床使用环节

一是医疗机构滥用处方。医院医生开具的药方是药品使用者获得药品的主要依据，医生作为对药理知识掌握的专业人士，应当成为阻止药品风险发生的壁垒，但在实际中，医生滥用处方药，凭借经验开出处方，增加了药品使用者的用药风险。

据统计，医院70%的处方使用抗菌药物，而世界卫生组织推荐不

---

① 戴烽、黄崇铭：《基于SCP范式的两岸及中外药品流通渠道比较》，《商业时代》2010年第3期。

② 《2015年医药行业过得如何？来看CFDA最新数据！》（http：//www. pharmadl. com/read/articles/121673/info. html）。

超过 30%。[1] 就抗生素一项来说，有医药工作者在某医院曾随机抽样 100 张使用抗生素的患者处方，其中极限用量有 10 张，超量使用有 4 张。[2] 同时，药品零售企业对处方药的售卖不合规范也加剧了滥用处方药的趋势，增加了风险管理的难度。经过 2000 年、2004 年、2006 年三次调整以后，在零售药店的实际经营范围中，处方药其实已占其总销售品种的 60% 以上。[3]

二是使用者自身使用药品不当。药品使用者是药品风险的最终承担者，但是有些药品风险的产生和加剧却是使用者自身对药品使用不当造成的，这说明药品安全风险管理的意识还没有深入普通公众心中。在一项针对 481 名北京市民的随机调查中，38.46% 的人为了早日治愈疾病，常常自行增加药量、缩短两次用药时间间隔或同类药物同时使用，而 39.71% 的人会偶尔这么做，仅有 21.83% 的人从来不会这么做，而是遵照医嘱和药品说明书使用。

由此可见，只有极少数人会主动对过期药品进行识别，而有约八成的受访者会自行增加药量，滥用药品。而约有两成的受访者使用过过期药品，同时也有相当一部分受访者不自行阅读说明书，存在着混用药品的风险。这些不当的行为都反映出药品安全风险管理仍然存在着漏洞。

（6）召回制度存在的问题

一是召回手段应用较少。2007 年，当时的国家食品药品监督管理局首次颁布了《药品召回管理办法》，标志着中国药品召回制度的正式建立。然而，虽然该项制度已经实施了多年，但其实施效果却存在很多问题。这从 CFDA 的网站公告通告栏内的“药品召回”栏目就可以看出，实施药品召回制度召回药品的通告并不多，其中自动召回的数量少之又少，而美国仅 2016 年一年中就有 540 种药品被召回，

---

① 周艳：《我国药品分类管理制度执行中存在的问题与思考》，《中国药房》2006 年第 1 期。

② 汪秀祝：《滥用抗生素的现状及其对策》，《中国现代药物应用》2009 年第 10 期。

③ 苏湘文：《基层零售药房处方药管理仍需加强》，《中国食品药品监管》2011 年第 11 期。

平均每天召回 1.48 种药品[①]。由此可见，虽然不良反应导致了严重的后果，但是召回的数量却很少，和药品风险事故的发生显然不成比例，这说明中国药品召回制度并不完善，执行也不彻底，存在很大的提升空间。

二是药品召回的界限难以界定。药品召回的前提是药品为合格产品，只是由于其曾经的设计和工艺等某些方面不科学、不完善，造成了一些缺陷。相对而言，药品的一些缺陷是容易被认定的（例如不符合 GMP 生产要求），但是药品的不良反应却不能完全被界定，只有当确定药品存在不良反应或者严重安全隐患的情况下才会被召回。而且目前的法律法规中没有对药品安全隐患进行明确界定，所以药品的召回等级也很难具体划分[②]。

三是配套制度缺乏。药品召回后，应当有配套的机制跟进，开展善后工作，但是中国当前却缺乏召回后的赔偿机制，同时危害后果的评估机制运行不畅。这对于保护药品使用者权益，降低未来药品安全风险显然是不利的。据统计，中国近年来每年约有 19.2 万人死于药物不良反应[③]，这是一个惊人的数据。

（三）药品风险信息沟通效果有待提高

1. 药品安全风险沟通难以形成合力

中国药品风险信息公开性较弱，相关部门互相协调意识差，多部门协同平台没有建立，这都使得各个主体对于风险难以达成共识。中国虽建立起了药品不良反应通报制度，但这些通报的药品不良反应信息与中国大量的上市药品、大量的适用人群以及存在普遍的比较严重的不合理用药现象相比，显然远远满足不了需要。药品风险信息还没有完全对公众开放，这一点对于药品安全风险管理向社会层面深入是不利的，难以让公众形成风险认知。此外，中国药品上市前和上市后

---

① 数据来源：FDA 官方网站（http：//www.fda.gov/Safety/Recalls/ArchiveRecalls/2016/default.htm？Page=1）。

② 康恺：《浅析我国药品召回制度》，《现代制造》2013 年第 2 期。

③ 叶正明：《国外药品不良反应损害救济制度述评及其对我们的启示》，《时代法学》2005 年第 1 期。

的技术监测数据尚没有进行有效整合和利用，行政监管部门和技术监管部门之间缺乏信息沟通与合作，至今，还没有一套公认的和权威的、易于与公众沟通的安全性信息共享平台①。

2. 药品安全风险沟通渠道的单向性和滞后性

药品企业、医务人员和患者都是药品安全信息的重要来源者，也是协助政府搜集药品风险信息的重要主体，在许多发达国家，他们都能够发挥各自的优势来搜集风险信息。然而，中国现阶段的法律对于药品企业的药品信息申报义务没有明确和可行的规定。作为药品研发和生产源头的药品企业没有动机和压力来报告药品安全信息，导致药品安全信息从源头上就开始处于被动状态。不同的对象，对于药品风险信息的认识是不同的。消费者、患者和医务人员对于风险信息的认识更是相差甚远，具有明显的群体差异，而中国的药品信息发布形式过于要求形式上的机械一致，没有考虑不同的对象在沟通特征和模式上的差异。政府所谓的药品安全风险沟通，目前在很大意义上更多的是单向的信息发布和传达，而非双向意义上的信息交流。此外，尽管中国药品监管部门采用了药物警戒快讯的方式，使中国的药品安全信息基本与发达国家同步，但中国药品监管部门自行发现药品风险信号并快速启动风险沟通的情况十分罕有②。

（四）药品生产企业和消费者的风险意识亟待加强

药品安全风险管理不仅需要政府部门开展监管，药品生产企业和与药品相关的组织也同样应重视自身药品风险责任的建设，这样才能形成全社会参与的、全过程覆盖的药品安全风险管理，使得药品安全风险降至最低。但是，当前中国药品企业风险责任制度缺乏，少数药企无视药品召回制度，药品上市后相关组织再评价不足，药品行业协会作用没有发挥等都说明中国药品安全风险的责任制度还需要长久的建设。

---

① 国家药品不良反应监测中心：《药品不良反应报告和监测管理办法修订研究总报告》，2008 年 1 月。

② 毕栃元、杨悦：《关于改进我国药品风险沟通的研究》，《中国新药杂志》2011 年第 12 期。

1. 药品企业风险责任制度建设缺乏

强调药品企业对药品风险信息的报告与责任制度，是发达国家药品监管的基本经验和做法，例如美国 FDA 要求制药企业开展强制性 ADR 报告制度，现有的 ADR 报告 90% 以上来自医药企业，而来自医疗机构的报告不足 10%。如果制药企业没有将新出现的不良反应列入其说明书而又没有其他合理解释，将会面临严重的处罚。而在中国，由于相关监管条款缺失，制药企业不但不主动上报药品安全信息，反而会因为担心上报信息后会影响患者对其药品的购买信心，而对于不良反应往往三缄其口，尽量隐瞒。虽然《药品不良反应报告和监测管理办法》明确规定了制药企业不良反应监测和报告的责任，药品监管部门也逐步加强了对制药企业申报不良反应工作的管理，但对于制药企业不报告不良反应应承担的法律责任，目前却还没有详尽的规定，制药企业在不良反应的监测和报告上，缺乏相应的约束力。

2. 药品召回非强制性存在隐患

根据《药品召回管理办法》的要求，“具有危及人体健康和生命安全的不合理危险”[①] 的药品需要召回，但是规定较为笼统，没有规定必须召回的情形，缺乏强制性，这就给药品生产企业在药品召回方面提供了可以操作的空间。

2013 年 3 月 26 日，中央电视台财经频道《经济半小时》曝光了部分药企反复用工业硫黄蒸熏山茶花，导致原药残留大量的砷、汞等有害物质。广药集团子公司广西盈康制药维 C 银翘片涉嫌其中。问题曝光后，广西盈康虽声称，将根据药监部门的调查结果做进一步处理，但迟迟没有进一步消息。[②] 后来，在相关部门和舆论的干涉下，广西盈康宣布召回相关批次药品，但是召回信息的发布极为隐蔽，以致很多媒体没有注意到召回的公告。4 月 9 日，有消费者向广西盈康申请公开召回相关信息，没有得到答复，此事便不了了之。而 2005

---

① 国家食品药品监督管理局：《药品召回管理办法》，2007 年 12 月 20 日。

② 《广药含毒银翘片调查结论难出，拒不召回招质疑》（http：//news. xinhuanet. com/food/2013 - 04/03/c_ 124536858. htm）。

年发生的“龙胆泻肝丸”事件，真正退回的药品占售出量的20%不到，[1] 而且后续的措施也没有到位，事件也以沉默告终。问题药品迟迟难以召回或者召回数量远低于售出数量，增加了药品安全风险带来的不良后果，使得本可能避免或减轻的药品不良反应带来的后果扩大化，药品生产企业的责任意识堪忧。

3. 药品上市后再评估不足

药品上市后，对于药品的学理评估并不意味着中止，有关科研单位和药品企业仍应跟进观察，及时发现问题，以便尽早完善或者召回，将药品带来的损害扼杀在摇篮中。但是，当前中国药品上市后的再评估一方面经费不足，另一方面研究数量也较少。这些都说明相关组织的责任意识淡薄，责任制度没有很好地建立起来。

研究经费方面，由于药品上市后再评价需要从药理学等方面，对已批准上市的药品在社会人群中的疗效、不良反应等是否符合安全、有效、经济的合理用药原则做出科学评价，因此往往需要投入大量经费用于大型药物流行病学研究，并需要基于观察和统计数据的精确分析，往往需要很大的研究经费投入，而目前中国在药品上市后评价的经费投入很少，仅仅局限于十分有限的ADR监测，导致搜集的数据的数量和质量都严重缺失，无法为进一步的上市后再评价工作提供基础。

研究数量方面，1985年《药品管理法》实施至2001年间，有关化学药品再评价文献共4029篇，涉及855个品种。中国近年来平均每年审批通过新药的数量超过500种，这和药品再评价的数量是不相称的，而中药再评价情况也不容乐观。由于中药品种繁多，因此有学者选择了《国家基本药物目录》中的部分品种255个（包括内科、外科、妇科、外用药等）进行调研，结果是从1985年1月—2002年9月，255个品种中仅136个品种（53.3%）检索到再评价文献，119个药品未检索到任何研究报告。[2]

① 谭德凡、叶正明：《药品不良反应的风险及其防范的法律机制》，《文史博览》2005年第22期。

② 颜敏、吴晔、郭小听等：《药品上市后再评价技术规范及评价模式探讨》，《药物流行病学杂志》2003年第6期。

4. 消费者的药品安全风险意识有待提高

在一项针对 481 名北京市民的随机调查中，91.06% 的人没有定期检查家中储备药品是否过期的习惯，只有 5.20% 的人会定期检查；26.41% 的人表示曾经服用过过期药品；24.53% 的人不会在用药前自行阅读说明书。同时，如图 1－1 所示，根据国家食品药品监督管理总局（CFDA）南方医药经济研究所开展的 2013 年药品安全公众满意度的调研结果显示，公众判断假冒伪劣药品的方式多依据服用后产生的副作用或不良反应，或者根据自身对药品的视觉嗅觉味觉等感官去判断，缺乏必要的药品安全风险识别、判断的知识和能力。

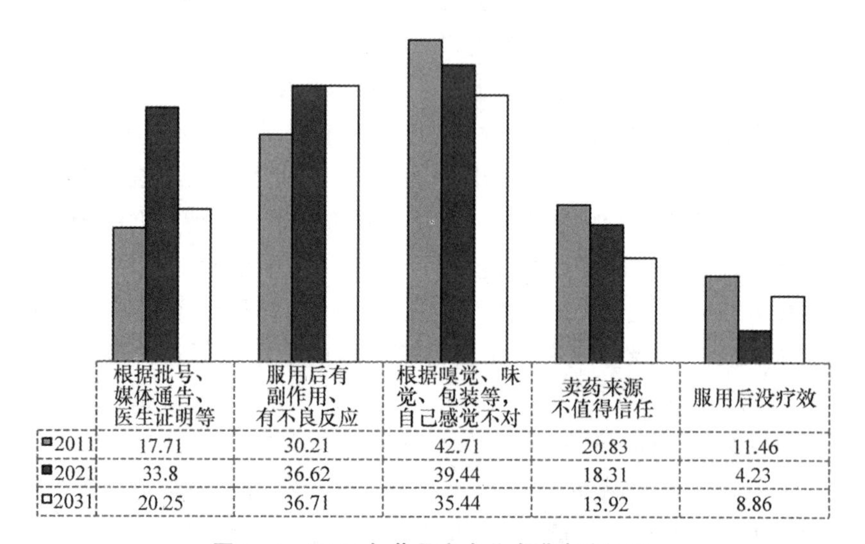

	根据批号、媒体通告、医生证明等	服用后有副作用、有不良反应	根据嗅觉、味觉、包装等，自己感觉不对	卖药来源不值得信任	服用后没疗效
2011	17.71	30.21	42.71	20.83	11.46
2021	33.8	36.62	39.44	18.31	4.23
2031	20.25	36.71	35.44	13.92	8.86

图 1－1　2013 年药品安全公众满意度调研

资料来源：国家食品药品监督管理总局南方医药经济研究所 2013 年药品安全公众满意度调研结果。

从调查数据中可以看出，普通使用者对于假冒伪劣药品和药品不良反应可能的致害因素防范不足，缺乏对药品说明书的了解，难以准确对药品的不良反应进行自我识别，甚至会无视说明书规定的药剂药量，加大使用，极有可能加速药品不良反应的发生。

此外，在药品安全风险相对较高的保健食品和药品鉴别领域，根据南方医药经济研究所 2013 年药品安全公众满意度调研结果显示，只有六成左右的公众主要通过标识来区分药品和保健食品的差异，剩下的近四成左右的公众都没有比较科学的区别方式，甚至有近20%的公众表示不知道或不清楚如何区分药品和保健食品，反映出公众的药品安全风险防范意识和知识仍然有待提高。

三　建设高质量的药品安全风险管理体制

中国引入药品安全风险管理理念和建设风险管理体制的时间毕竟不长，同时药品安全风险管理是一项非常复杂的社会系统工程，建设更加高质量、符合中国国情的药品安全风险管理体系，是中国药品安全监管制度的必然要求。

（一）完善风险管理组织，构建风险管理文化

建立负责药品安全风险的管理机构，加强药品风险管理组织建设，强化风险管理组织的风险管理能力，构建风险管理的组织文化，这是建设高质量药品安全风险管理体系的基础。现阶段，在中国的政府机构设置中，特别是药品监管机构的设置中，仍然缺乏药品安全风险管理的顶层机构设计。

为此，我们可仿照美国FDA药品风险管理办公室的设置，在国家卫计委、食药总局、解放军总后勤部等相关部门的联合下，成立国家药品安全风险管理委员会，并在CFDA设办公室，负责全国药品风险管理工作的总协调与政策制定。

同时我们建议增设一个相对独立的药品上市后的风险分析和数据统计部门，职能重点放在对药品不良反应信息的深度分析和评价方面。此外，现有的CFDA药品审评中心（CDE）和药品评价中心（CDR）应当建立定期和固定的联系机制，真正实现药品上市后的再评价要以上市前的评价为出发点，市前的评价需要上市后再评价的支持。最后，在国家药品安全风险管理委员会及其办公室的统一部署下，统一制定中国药品安全风险管理战略体系，整合现有的药品安全风险管理资源，编写中国药品安全风险管理培训教材，培育企业、医院和公众的药品安全风险意识。

（二）强化药品安全风险识别和评估能力

未来中国药品 ADR 监测的重点应当从单纯的数量搜集，逐步转向报告质量的提高，最终达到提升对 ADR 开展深度风险分析的目标，尤其是应当加强 ADR 监测体系经费的投入以及 ADR 数据深度分析和研究，引进一批高端的专业人才。与此同时，逐步引入药品不良反应报告专家委员会评价机制，集中医学、药学、流行病学及其他相关学科的专家共同参与高风险、有代表性的药品不良反应报告的分析评价工作。从长远分析，应当尽快建立全国统一的 ADR 报表信息数据库，同时利用好相关部门的资料，如药品注册和安全监管方面的有关数据，建立药品说明书资料库，新药监测期数据库等，构建 ADR 监测技术平台。同时，应当通过财政转移支付鼓励各主体主动开展药品不良反应自愿报告。

（三）制定基于科学分析、操作性强的药品全过程风险管理指南

建议药品监管部门可以与风险管理较为成熟的企业、行业协会以及从事这一领域研究的高校和科研院所进行合作，成立药品风险管理方案研究小组，从药品的研发、注册、生产、流通、临床使用和召回等全过程，对相关涉药组织和机构提供基于科学原理分析、具有操作性的药品风险管理指南手册，结合国家已经制定和实施的药品监管政策体系（例如药品注册环节的 GRP、生产环节的 GMP、流通环节的 GSP 以及临床环节的 GCP 等），为每个环节提供针对性较强的药品安全风险管理咨询服务，强调药品在上市前和上市后风险管理的密切沟通与信息共享，定期召开不同环节利益主体共同参与的药品安全风险管理研讨会，不断完善和修订各个环节的药品风险管理指南手册。

在具体的各个步骤中，药品监督管理机构也应当充分发挥自身的监督作用。在研发环节中，药品监管部门应充分与国际接轨，以国际现行规定中最严格的标准，最严苛的要求，最严谨的态度开展新药试验工作，提高新药受试对象的数量和质量，选取具有代表性的样本，尽最大可能发现药品存在的隐患，确保药品在进入生产环节之前的可靠性。

在注册环节中，药品监管部门一方面要强化审批的权威性，特别是注重原辅料检测、试制与研究原始记录检查和试验仪器及动物管理等环节，从严把关；另一方面，各地药品监督机构适时组织药品注册申请专项检查，对药品注册申请存在的弄虚作假行为要依法严厉查处，记入不良记录，并向社会公布。药品审批机构也需要提升自己的专业监管能力建设，加强对药品审评人员的业务培训和知识更新，并善于利用合规背景下企业收费机制来扩大审评机构的经费投入来源，借鉴政府雇员制聘请更多的专业审评人才，大力引进既懂理论、又懂研发和生产工艺的复合型评审人才，确保审评机构的专业能力具有一流水平。

在生产环节中，药品监管部门应当以 GMP 认证为重要抓手，对药品生产企业的生产过程、工艺流程、操作规范开展“双随机，一公开”，尤其是粉针剂、注射剂、大输液、含兴奋剂药品、疫苗、生物制品、毒、麻、精神药品和部分生物制品等高风险药品的生产过程监管，更是要严上加严，包括对药品的活性成分、辅料以及药包材都应当进行全范围监管，此外还要加大药品质量精准检测。

在流通环节中，药品监管部门应借助先进的技术手段对辖区内的药品经营企业所经营的品种实行网络管理、动态管理，对零售企业质量管理人员加强法律法规知识和业务知识的培训，发挥其在本职岗位上的监督作用，积极配合公安、工商等部门严厉打击假冒伪劣药品广告，规范市场秩序。

在临床使用环节中，药品监管部门应通过诸如举办讲座、社会宣传、刊登公益广告等多种形式加强对医师和患者的药品法律法规及相关用药知识的教育和培训，切实提高医疗机构涉药人员的法律意识、质量意识和药学专业素质，使医师和患者在开处方和用药前充分了解产品的风险，规范药品的使用，促进临床合理用药，保证公众用药安全有效。

在召回环节中，药品监管部门必须要保证中国的药品召回应当在完全药品监督管理部门的主导下进行，敦促企业要主动面对并积极解决公关危机。企业必须基于诚信经营和社会责任的原则，对药品召回的品种、范围、批次等信息予以准确定位和充分公开，并且将召回的具体程序和方案向社会公开，各个环节落实到具体部门的责任人，接受社会监督，避免召而不回的尴尬境地。

此外药品监管部门需要建设和完善其他相关配套措施，如召回药品的评估和分级。在这个过程中，药品监督管理部门对发现的问题药品要在第一时间内进行回应，对药品安全隐患的严重程度做出正确的判断，包括制定具体的工作指引和手册，对企业的召回工作进行全面规范和要求，监督企业的及时召回工作。

（四）提高药品风险信息沟通的有效性

中国药品风险沟通有效性的建设，应当充分借鉴和学习美国FDA的《风险沟通战略计划》，充分结合药品监管科学、传播学以及社会心理学的相关原理，发动多方主体共同参与，提高药品风险沟通的效果和满意度，真正形成关于药品风险的各方共识。具体的建议包括以下几点。

第一，加强风险沟通的科学性。要充分认识到风险沟通不仅仅是一门艺术，更是一门基于药品监管科学、传播学以及社会心理学的科学，需要对风险沟通的科学规律和效果进行分析评估。因此，CFDA应吸收各行业专家，增加职员中专家比例，与专门的研究机构、高校合作，定期对风险沟通效果进行评估。

第二，提高风险沟通的能力。风险沟通的能力决定了实际监管的效果，CFDA必须有足够的风险沟通能力，才能采用最适宜的程序来开展和协调风险沟通活动。因此，CFDA应进行有效的内外部协调，保障信息发布的一致性；做好各方沟通教育规划，积极开展药品安全风险教育活动，促使不同利益相关方能够在药品风险主观认知和判断方面形成一致看法；明确不同专家在沟通过程中的作用和责任；完善CFDA网站和网络工具；加强与其他政府和非政府组织的双向沟通[①]。

第三，引导公众正确认识药品风险。药品风险管理要准确、及时、有效，就离不开风险沟通中公众的参与。为此，政府应该通过多

① 宁艳阳、杨悦：《〈FDA风险沟通战略计划〉简介及其对我国的启示》，《中国新药杂志》2010年第18期。

种途径，尤其是现代化的互联网媒体沟通方式，影响社会公众观念，重塑社会公众风险意识，普及药品安全风险常识，避免因药品风险观念不足而导致的常识性误解和冲突，让公众意识到上报药品安全风险信息是公民应尽的义务和责任。

（五）培育药品企业和消费者的风险意识，实现风险善治

药品风险管理是一项复杂的系统管理工程，涉及面之广、环节之多，并非一两个部门的努力就能够达到“用药收益最大化、用药风险最小化”这一目标，需要政府、药品企业、医疗机构和社会公众的多方合作，需要全社会的共同参与。为此，药品监管部门应借鉴近年来世界银行所提出的“公共治理”理念，将药品安全风险管理视为一种复杂的公共治理行为，对政府、市场和社会力量共同协力合作和利益协调能力的进行综合考验，实现政府、市场与社会力量在药品安全风险管理中的“共治”与“良治”。

从公共管理的角度分析，药品风险的控制带有非常强烈的公共物品色彩，既需要政府的主导，又需要市场与其他社会组织的参与和协作，最终目的是实现药品安全风险的善治局面。为此，我们应及时建立一个政府部门、制药企业、医疗机构和公众共同合作的风险控制模式：政府部门应该承担分析不良反应信号并向临床及时发布的责任，并在公众的监督下完善药品风险的管理体系，同时应承担起对其他主体的教育职责，通过各种渠道强化生产流通主体的安全责任意识，强化医疗机构合理用药的意识，强化公众对药品风险的认识；制药企业和行业协会应该承担起收集药品不良反应报告、跟踪调查不良反应原因以及协助政府部门采取必要措施的责任；医疗机构应该承担起合理用药、识别药品不良反应和及时报告的责任；而公众应当自觉地、正确地认识药品的使用风险，理性地面对已经发生的药品风险。唯有如此，药品安全才能从风险管理走向风险治理，从风险治理走向风险善治。

第二章　美国药品安全风险监管体系变迁*

“药者，毒也。”作为现代工业社会中一把影响公众健康的双刃剑，药品的安全风险不可低估。由于普通消费者和一般的社会组织缺乏足够的信息、能力和权力对药物安全风险进行评估和控制，更没有足够的力量对药物可能产生的巨大健康风险进行及时补救，在现代风险社会中，由政府出面介入对药品安全的监管①，成为一个合乎历史和经验逻辑的合理选择。如果把1540年英国皇家医学会被国王授权对药店进行监督检查、以查处“有缺陷商品”视为药品监管中古典模式的起源的话，那么1906年美国国会通过的《纯食品药品法案》（*Pure Food and Drug Act*）则正式标志着近代药品监管体制的诞生。美国一直被视为西方自由资本主义社会模式的典范，在药品监管方面，也同样被当作是严厉和有效监管的学习楷模。在这一个多世纪的时间里，美国药品监管体制究竟经历了哪些主要的发展阶段？其各自的核心特征是什么？现代意义上的药品监管体制是如何建立并发展起来的？对于正在迅猛推进工业化和市场经济的当下中国而言，美国药品监管体制的变迁具有怎样的教训和启示？

---

* 本章原稿发表于《公共行政评论》2008年第4期，原题为《风险社会视野下的美国药品监管体制变迁：教训与启示》。

① 从中文翻译来看，regulation目前有以下不同的译法：一般而言，政府管理部门和行政学家们多称之为“监管”，意在强调政府的监督作用而非直接行政命令；自由派经济学家们则偏爱“管制”，突出regulation对于自由市场经济运行的影响；法学家们则习惯称为“规制”，他们更加看重regulation必须以法律法规作为其正当性和合法性的来源；中国香港和台湾地区则更倾向于使用“监管”，一些中国台湾版的早期译著甚至将capitalist regulatory state译为“资本主义纪律导向国家”。

一 研究背景

根据世界卫生组织（WHO）的定义，药品监管体制（Drug Regulatory Regime）的主要目标在于政府部门根据具体的标准对药品生产、采购、进出口、流通、供应、售卖、广告以及临床试验等环节进行管理，以便确保药品的质量、安全及有效和产品信息的准确性[①]。与中文语境下的研究极其有限的局面相比，英文世界对于药物监管体制的研究成果十分丰富。由于牵涉产业发展、科学研究与政府管理三方面的复杂互动，不仅吸引了医学、药学、化学等领域的自然科学家，而且还吸引了法学、政治学、经济学和公共卫生等领域众多社会科学家的加入，许多颇有深度的研究成果不断出现在《食品与药物法律杂志》（*Food and Drug Law Journal*）、《美国公共卫生杂志》（*American Journal of Public Health*）、《美国政治科学评论》（*American Political Science Review*）、《新英格兰医学杂志》（*New England Journal of Medicine*）以及《法律与经济学杂志》（*Journal of Law and Economics*）等学术期刊上，以“自由至上主义”为鲜明特色的美国卡都研究所（CATO Institute）所举办的《监管》（*Regulation*）杂志也成为药物监管不同观点交锋的重要阵地，药物监管体制研究已经成为一门跨越自然科学、社会科学和管理科学的综合显学。

以研究最多的美国药品监管为例，早期的一些研究更多的是对美国进步时代（Progressive Era）以及罗斯福新政时期（New Deal）药品监管历史的再现[②]，直到1970年以后开始出现一些从监管政策角度的学术研究作品，例如彼得·特明（Peter Temin）在其著作《服好你的药》（*Taking Your Medicine*）中着重分析了1980年以后美国国会在

---

① World Health Organization, *How to Develope and Implement a National Drug Policy*, Second Edition, 2003 (http://www.who.int/entity/management/background_4b.pdf.).

② Anderson, O. E., *The Health of a Nation: Harvey W. Wiley and the Fight for Pure Food*, Chicago: University of Chicago Press, 1958. Blake, J. B. Ed, *Safe Guarding the Public: Historical Aspects of Medicinal Drug Control*, Baltimore: Johns Hopkins University Press, 1970. Jackson, C. O., *Food and Drug Legislation in the New Deal*, Princeton: Princeton University Press, 1970.

FDA对医药产业的监管过程中的功能和角色，并对FDA与产业集团之间的利益博弈进行了精彩分析①；英国药品社会学家约翰·亚伯拉罕（John Abraham）在其著作中对英美两国药品政府监管的百年演进过程进行了详细的梳理，并从政治、产业与科学三者互动的角度考察了两国药品监管制度的异同及其背后的监管国家建设逻辑②；法学学者巴肯（Ilyse D. Barkan）对《1906年纯食品药品法案》通过的历史过程进行了深入的分析，他认为该法案的通过并不是政府维护公共利益的胜利，而是产业界为了应对欧洲国家因为产品质量问题对美国产品的联合抵制而不得不妥协的结果，换而言之，从本质上看产业界推动了监管制度的建立③；而同样是以1906年的法案为研究对象，经济学者罗尔（Marc T. Law）和利伯坎（Gary D. Libecap）则提出了一个更为全面的解释框架。他们结合19世纪末20世纪初食品药品产业的发展以及全国性市场的形成等历史环境，通过对立法过程中支持和反对的利益群体的诉求和博弈过程的研究发现，公共利益、商业利益和官僚或新闻利益在该法案的形成过程中都扮演了一定的角色，没有任何一种力量能够在最后的角逐中占据绝对优势。

除了对近代监管体制建立的原因进行研究及辩论之外，监管政策本身的范式及其风格特征也是学者们关心的议题。例如，有学者对美国食品药物监管中的"零风险监管"（Zero - risk Regulation）进行了比较深入的研究，认为该特征已经成为美国国会和FDA的政策传统和组织文化的一部分；另外一些学者则以一度流行的成本—收益方法（Cost - benefit analysis）对美国食品药物监管体系进行了合理性分析，并指出现有监管政策的不足与效果异化④；还有学者对FDA的食品药

① Temin, P., *Taking Your Medicine: Drug Regulation in the United States*, Cambridge: Harvard University Press, 1980.

② Abraham, J., *Science, Politics, and the Pharmaceutical Industry: Controversy and Bias in Drug Regulation*, London: UCL Press, 1995.

③ Barkan, I D., "Industry Invites Regulation: The Passage of the Pure Food and Drug Act of 1906", *American Journal of Public Health*, No. 75, 1985.

④ Philipson, T., Berndt, E. R., Gottschalk, H. B. & Sun, E., "Cost - Benefit Analysis of the FDA: The Case of the Prescription Drug User Free Acts", *Working Paper*, 2004 (http://web.mit.edu/cbi/publications/JPubE_ Philipson.pdf.).

物管制因缺乏对称的信息而无法跟上高速发展的专业化速度和水平，显示出 FDA 监管能力的不足[①]进行了研究。哈佛大学肯尼迪政府学院的丹尼尔·卡彭特（Daniel P. Carpenter）教授曾经运用统计和数学建模等定量研究方法，对美国药品监管中的政治过程予以解释。他在一篇考察新药审批过程的论文中发现，FDA 的新药审批过程实际上是监管机构在学习动因（learning incentive）与政治动因（political incentive）之间进行平衡的结果：一方面 FDA 意图维护其在科学家、医生以及社会公众面前的声誉和地位，另一方面 FDA 还需要面对来自产业界和疾病患者倡导组织的游说压力，因此必须在两者之间平衡和妥协。他还发现，FDA 降低审批新药所带来的政治压力和成本，更多的是由疾病患者倡导组织而非产业界所带来的。在另一篇分析药品上市后风险管理的文章中，他深刻地指出 FDA 在药品监管过程中扮演的是守门员（gatekeeper）的角色，因此其一贯将主要资源放在药品上市前的审批过程，而一旦药品进入市场之后（post - marketing），企业公司应对监管的行为发生变异，使得 FDA 难以有足够的资源和能力去防范药品上市后的风险。

囿于西方社会科学中的微观主义与局部主义传统，以上的英文研究成果，虽然对美国药品监管体制的某一方面或某一阶段有着深入的解读，但始终缺乏从宏观历史角度对美国药品监管体制变迁进行深度研究的学术精品，人们更多地阅读到的是关于 FDA 历史变迁的纪实文学或随笔作品。反倒是在中文的研究语境下，近年来，随着学界开始对包括食品药品监管在内的社会性监管研究的关注，一些中国学者也开始逐步将眼光瞄向大洋彼岸的百年监管史。宋华琳通过一系列的历史小品文对美国药品监管体制的肇始、发展以及 1962 年《柯弗瓦—哈里斯药品修正案》（*The Kefauver - Harris Drug Amendments*）的修订出台过程的白描，展现出了美国药品监管百年史的轮廓，但缺乏

---

① Eisner, M. A., Worsham, J. & Ringquist, E. J., *Contemporary Regulatory Policy*, Boulder: Lynne Rienner Publishers, 2006.

从制度变迁的角度进行阶段化和归因分析的学理解释[①]。胡颖廉对美国食品药品管理局监管法规政策的变迁过程、动力、特征进行了全面梳理，并结合制度变迁分析对中国食品药品监管体制的完善提出了相关的政策建议，美中不足的是，其只是按照时间序列进行排列分析，只是从静态的制度分析角度展开，没有对监管历史的发展进行单向度的阶段划分，从而无法使得监管制度史的变迁更加具有可比性和启发性[②]。李丹阳则在其硕士论文中从公共政策范式变迁的角度，将一百多年来美国联邦食品药物管制体制的演进概括为自由市场管制、规则管制以及信息化管制三大范式[③]。他的研究是对美国药品管制体制变迁进行历史制度分析的有益探索，然而其概括的三个阶段并不完全是从一个维度来进行考察的，对三大范式的特征概括也只是将一般公共政策的原理加以套用分析，没有突出风险监管研究本身的特征。有鉴于此，本书将从制度变迁史的分析角度，对美国药品监管百年制度史进行单向度的阶段划分，同时解释这种阶段位移的动力和不足，从而为正在紧锣密鼓进行的中国改革提供某些借鉴和启示。

二　事后型风险监管阶段（1906—1937 年）

美国近代药品监管制度肇始于 19 世纪末 20 世纪初的进步时代。工业革命所带来的工业化浪潮完全改变了传统的药物生产技术和模式，规模小、技术简单的手工作坊式生产模式被大规模、集约化、专业化、复杂式的近代大工业模式所取代，药物生产也开始逐步发展成为美国社会当时重要的工业部门；商业时代的来临则从整体上颠覆了传统社会中的商品流通模式，药品的流通渠道变得更加快速、复杂，完全突破了州际

---

① 宋华琳:《美国药品监管的肇始》,《中国处方药》2007 年第 1 期；宋华琳:《逡巡于监管与教化之间》,《中国处方药》2007 年第 2 期；宋华琳:《美国 1962 年药品法修正案形成史》,《中国处方药》2007 年第 5 期。

② 胡颖廉:《FDA 监管政策变迁及其对中国的启示》,《国际医药卫生导报》2007 年第 11 期。

③ 李丹阳:《美国联邦政府食品药物管制公共政策研究》，硕士学位论文，北京大学，2004 年，第 25—26 页。

的疆界限制，全国性的消费市场粗具雏形，企业追求巨额商业利润的动机更为强大和明显，更有动力去想法设法规避政府的监管。

以上生产和销售环节的剧变，致使制药产业链条变得更加复杂和多元，其安全风险的来源也趋于多样和不可控。正如马克·罗尔教授在一篇文章中所指出的，这种生产技术和产业结构的变化，严重加剧了消费者与产业界之间在产品质量方面的信息不对称，导致两者之间交易成本（尤其是信息成本）的快速上升，无论是产业界，还是消费者，都希望能够出现一种新的治理方式，以有效地降低高昂的交易成本①。同时，社会民权运动的兴起，将这种原本存在于技术和商业层面的风险塑造成为政治和社会议题，一系列药物的掺假、偷工减料以及污染的丑闻引起社会公众的关注，致使商业问题被置换成为重大的社会公共问题。正是这三大历史性的结构因素，为药品监管体制初建过程中的各个利益相关者的利益界定和行为模式提供了宏观的社会背景，也使得他们维护自身利益最大化的选择变得可能。所有这些因素都直接导致了《1906 年纯食品药品法案》最后获得国会参众两院的通过。

然而，如果从该法案的内容和实施情况来看，它的实质意义与名义上的地位却显得有些不相称。由于产业界的妥协带有很强的策略性，消费者运动逐渐式微，加之自由放任主义（laissez - faire）的意识形态依然占据着主导地位，因此，该法案在内容上更多的是着眼于对药业产业链条中的销售等中下游环节进行低度监管，即产品生产过程已经完成之后的事后监管，主要体现在以下几个方面。

1. 对州际以及进口贸易中药品掺假以及不当标识（misbrand）行为进行处罚

例如，第一条规定“生产商如果在药物中擅自掺假或不当标识，首次违法应当被处以不超过 500 美元的罚款或一年的监禁，重犯者将被处以不超过 1000 美元的罚款或一年监禁”；第二条规定“在州际或

---

① Law, M. T. & Libecap, G. D., “The Determinants of Progressive Era Reform: The Pure Food and Drug Act of 1906”, in Glaeser, E. L. & Goldin, C. Eds, *Corruption and Reform: Lessons from America's Economic History*, Chicago: University of Chicago Press, 2006.

国际药品贸易中，如果销售商进行掺假或不当标识，首次违法将被处以不超过200美元的罚款；重犯者将被处以不超过300美元的罚款”。

2. 对相关监管机构的法定职权予以规定

例如，第三条规定“联邦财政部、农业部以及商务劳工部应当负责制定一致的规章制度，以便更好地执行本法案”；第四条规定“农业部化学局负责对食品药物的样品进行检验”“检验结果由农业部部长书面通告相关的检察官”；第五条规定“农业部部长应当向各州的检控官或律师报告任何有关违反本法的行为”；第十一条规定“联邦政府财政部和农业部有权拒绝可能对美国人民健康产生威胁作用的食品药物入境，并予以没收”；多条都规定法院拥有对违法行为的制裁和处罚权，并对相关的药品进行没收或销毁。

3. 对药品监管过程中的一些法定概念予以界定

例如，第六条就将药品定义为“由美国药典或国家处方集认可的，任何内用外用的医疗用品和制剂，以及任何只在于帮助人或动物进行防止、缓和或治疗疾病的物质和混合物”；第七条第一款将“药品掺假”定义为“当药品以美国药典或处方集中所规定的名义出售，但是却在疗效、质量以及纯度方面低于药典或处方集的规定”“出售药品的疗效或纯度低于其他相关的专业标准”；第八条第一款对“药品不当标识”定义为“一种药品刻意模仿其他药品包装进行销售”“药品包装没有对其成分中所含的酒精、吗啡、鸦片、可卡因、荷尔蒙，或优卡因、氯仿、印度大麻、水合氯醛、乙酰苯胺等其他衍生物制剂成分进行明确标明的”。1912年通过的《雪莉修正案》（*The Shirley Amendment*）又添加了不能有任何虚假或欺骗性的疗效声明的标签的条文。

4. 对产业利益的保障提供了救济途径

例如，第九条规定“如果经销商能够提供一份其他相关当事人签署的保证书，证明其货品并没有本法案所禁止的掺假或不当标识情况，厂商将可以免于被起诉”。[①]

《1906年纯食品药品法案》的通过，标志着美国历史上第一个以

---

① 以上该法案的内容均直接译自《1906年纯食品药品法案》原文，参见美国FDA官方网站（http：//www. fda. gov/opacom/laws/wileyact. htm）。

保护消费者利益为目标的监管法案的通过，同时该法案对药品违法行为、对药品监管术语、对联邦机构在药物监管中的职责和地位都做出了比较明确的规定。该法案的通过还有效地遏制了当时严重的食品药物掺假行为。以食品掺假为例，从当时的数据来看，1850—1856 年的抽验结果显示当时有 65% 的食品存在不同程度的掺假行为，1930 年这一比例下降为 5%①，原本对成分秘而不宣的专利药品纷纷开始向社会公开药物中的化学成分，伪劣专利药泛滥成灾的局面也得以缓解。该法案通过之后，各个州也纷纷开始建立相应的行政执法分支机构，并配备相应的预算和人员②。更为重要的是，该法案所建立起来的近代食品药物监管体系已经与 19 世纪的行业自律以及社区管理有了很大的差别，这也成为监管型国家在进步时代的美国建立的最显著标志之一。

然而，1906 年法案的巨大意义并不能掩盖其巨大的历史局限性。该法案并没有涵盖对化妆品的监管，对专利药品的监管力度仍然很弱，对医生的治疗和处方行为没有管辖权，没有授予农业部化学局对工厂进行检查的权力，联邦政府无权介入对药品广告的监管。此外，该法案将证明掺假和过错行为的义务施加于政府而非企业，政府必须有充分的把握才能介入对商业活动的监管，仍然体现出强烈的自由放任传统色彩；没有涉及新药上市审评、安全性临床试验等重要环节，更多的仍然只是停留在药业产业链条的中下游环节，其使用的监管工具更多的是事后型的经济惩罚。虽然在后来的 30 年时间里，该法案先后于 1912 年、1913 年、1923 年、1930 年和 1934 年进行了五次修订，但以上的局限基本上没有得到根本改变，反而是产业界利益集团的强大压力，一再成功地阻挠了对 1906 年法案的全面修订。联邦政府对于药品安全监管的权限始终只能限于被动的、低度的事后处罚，而非主动的、高度的事前介入。

---

① Miller, H., *To America's Health: A Proposal to Reform the Food and Drug Administration*, Stanford: Hoover Institution Press, 2000.

② Conover, M., "National, State and Local Cooperation in Food and Drug Control", *The American Political Science Review*, No. 1, 1928.

三　事前风险监管阶段(1938—1987年)

(一)事前监管的建立:《1938年联邦食品、药品与化妆品法》

20世纪早期的美国医药产业属于生产型的产业，大公司的药品目录有成百种药品，一些药房被施贵宝等大型制药公司确定为自己的专卖药店。第一次世界大战的爆发给美国医药产业的发展带来了决定性的影响，大量的德国药品被给予专利并在美国经许可生产，大量的公司开始进行研发，美国的医药产业由此获得了极大的发展。无论是医药工业总产值，还是医药企业的数量，都明显呈现出直线增长的趋势。此外医药产品生产和销售的模式也日渐多元化和复杂化，这就客观上使得药品的安全风险系数剧增，药害事件涉及的范围扩大，严重程度也逐步加深。在这种环境下，1906年法案的相关内容由于对药品研制和生产阶段几乎完全缺乏监管，逐步显得滞后和粗略，虽屡经修订，但已经明显无法适应医药产业高速发展的监管要求。

1927年原农业部化学局被分离为食品药物和杀虫剂管理局以及化学和土壤局两个部门，其中前者于1930年又更名为食品药品管理局（FDA）。随着富兰克林·罗斯福当选总统，以及药品监管体制创制的先驱者哈维·韦利博士（Dr. Harvey Wiley）的去世，社会公众对于美国药品监管体制提出了更高的效能要求，新一代揭露黑幕的新闻记者和消费者组织希望国会能够通过新的法案来取代1906年法案，同时刚刚成立不久的FDA也希望能够扩大手中的职权，他们还通过展示一些原法律对之束手无策的医药赝品来证明1906年法案的积弊。即便如此，由于游说能力极强的制药商对国会施加了很大的压力，新法案的出台一直处于辩论和难产的状态。

1937年突然爆发的“万灵磺胺”（Elixir Sulfanilamide）药害事件成为推动新法案出台的直接诱因。该药害事件致使105人（大部分是儿童）因服用了含有有毒溶剂二甘醇（Diethylene Glycol）的液体药物而导致肾衰竭死亡，余下的248名幸存者的健康也遭受了不同程度的伤害。“万灵磺胺”事件的爆发，暴露了仅仅局限于事后监管的药品监管体制的致命弊端，导致新闻舆论与社会大众纷纷对其进行口诛笔伐。强大的社会压力敦促国会不得不重新考虑通过更为严格的监管法律，《1938 年联邦食品、药品与化妆品法》（*The Federal Food, Drug and Cosmetic Act of* 1938）因此获得了通过。

与仅仅局限于医药产业中下游、并运用事后处罚监管工具的1906年法案相比，1938 年法案鲜明地将联邦政府的监管权力延伸到药品研制和生产等上游环节，同时更加强调事前型的风险控制和规避，主要特征体现在以下几方面。

1. 第 501 和 502 款对 1906 年法案中有关药品掺假和不当标识的内容进行了扩充和更新，并把范围扩展至医疗器械，同时大大加重了对其惩罚力度。

2. 第 503 款分别对药品或制剂的配置过程，以及药品电视广告事前审查进行了详细规定。

3. 为防止没有经过安全性检测的药品流入市场，第 505 款对新药上市前的安全性监管进行了严格的规定，要求制药厂商必须先向 FDA 提交新药申请报告，并证明该新药是安全的，才能进行州际贸易和运输，同时规定新药上市之前必须经过动物试验和人体临床试验。

4. 正式赋予了 FDA 具有检查制药厂房设备以及生产流程的权力。

5. 明确了制药企业有向消费者披露药品真实、完备、有效和及时信息的义务，对药品标签的内容进行了进一步规范。

6. 废除了《雪莉修正案》中监管机构必须事先证明监管对象的故意性才能起诉的规定，强调 FDA 可以对其虚假伪造行为进行直接介入①。

由此可见，相对于 1906 年法案而言，1938 年法案充分吸取了“万灵磺胺”药害事件的惨痛教训，把政府风险监管的触角由原有的经营销售环节延伸到研制生产环节，逐步打破了自由放任主义的窠臼，授予监管部门更大的实质性的检查和处罚权力，以有效摆脱产业利益集团的监管俘获。该法案的通过，标志着美国药品监管体制从基

① 以上该法案的内容均直接译自《1906 年纯食品药品法案》原文，参见美国 FDA 官方网站（http：//www. fda. gov/opacom/laws/wileyact. htm）。

于个案型的、被动性的、事后处罚性的近代模式转向基于产业型的、主动的、事前控制性的现代模式，深刻地改变了美国产业界与政府之间的传统关系模式。结合当时的历史现实，1938 年法案确实强有力地改善了美国药品市场的安全状况。1962 年该法案甚至为防止欧洲各国“反应停”药害事件在美国的爆发起到了关键性的作用。

即便如此，该法案对于药品安全监管并没有达到一劳永逸的效果，相对于高速发展的制药业而言，该法案的不足之处也是十分明显的，例如在新药审评中只是着眼于药品的安全性，忽略了有效性证明；新药的动物和人体临床试验都缺乏具体的执行标准；处于临床试验阶段的药物可以免于接受 FDA 的监管；如果 FDA 的评审过了时限，超过时限药物将自动获得批准等。从总体上判断，1938 年法案只是为事前型监管模式搭好了一个粗糙的框架，但这个框架里面的许多方面仍然有待进一步的精细化。这些缺憾在 20 多年后的一次药害事件中再次暴露出来，并引发了对这些缺憾的修补。

（二）事前监管的深化：1962 年《柯弗瓦—哈里斯药品修正案》

随着二战的结束，美国的医药产业步入了一个新的快速拓展期，一大批新的化合物的快速发现和上市成为这个时代医药产业发展的重要标志，链霉素、氯四环素、氯霉素、作风抗素剂、氯化管箭毒碱以及凝血酶等一系列新药先后得以研发并成功上市。然而与此同时，一些制药商利用政府和消费者对于医药新技术发展的无知，抛售大量无效劣质药品，虽然没有直接危害患者的健康，但由于病人因服用无效药品而错失最佳治疗时机导致贻误病情的例子比比皆是，而 1938 年法案对这种情况也是束手无策的。

20 世纪 60 年代美国社会的另一个重要特征就是消费者运动的蓬勃发展。由于经济和技术的高速发展，美国消费者维权运动的范围与规模进一步拓展，成立了各式各样的消费者组织，创办了消费者维权的刊物，同时也受到了联邦政府的支持。1962 年 3 月，肯尼迪总统在对国会所做的《关于保护消费者利益的总统特别国情咨文》中，率先提出了消费者享有的四项基本权利：安全权、了解权、选择权、意见受尊重权。此后美国联邦政府和州政府都开始设立消费者保护机构。当时的消费者运动的一个很重要的目标就是要求国会立法、政府出面监管劣药横行的局面。

1962 年爆发的“反应停”药害事件成为推动美国药品监管下一步改革的直接动力。这一年欧洲一些国家大约有近万名母亲因为服用了一种名为“反应停”（Thalidomide）的安眠药片而导致新生的婴儿出现缺陷，虽然 FDA 并没有批准该药在美国生产销售，但一些制药公司还是通过各种伪装的形式将该种药品散发给 624 名孕妇，并最终导致 10 例胚胎病。在这种严重的药害事故面前，美国人既感到庆幸，又觉得惊险，社会舆论再次强烈要求国会通过更加严厉的监管法案。为此，肯尼迪总统提出国会应当讨论通过三年前就提出来的《柯弗瓦—哈里斯药品修正案》（*The Kefauver - Harris Drug Amendments*），该修正案最终成功破除了产业集团的阻挠获得通过。作为 1938 年法案的最重要的一个修正案，《柯弗瓦—哈里斯药品修正案》在政策内容上具有以下特征。

1. 明确要求任何药品生产商生产新药之前，必须向 FDA 提交该新药的有效性报告，新药生产商必须提供该药品有效性的实质性证据（substantial evidence）才能上市，同时要求从 1938 年到 1962 年间仅仅接受安全性检验审批上市的 4000 多种药物，必须重新证明其功效的有效性，否则 FDA 有权予以撤市。

2. 将药品在动物和人体临床试验阶段的监管标准予以明确列出，并标明 FDA 有权对新药研发的每一步骤进行严密的监督。

3. 取消了 1938 年法案中对于 FDA 逾期没有审评结果的药物自动获得批准的条款。

4. 规定将处方药的广告管理权限从联邦贸易委员会转移到 FDA，并要求在药品标签上披露副作用的信息。

5. 要求制药厂商必须真实记录和完整保留药物不良反应记录，并首次赋予 FDA 对上市后缺乏安全或有效性药品撤出市场的权力①。

如果说 1938 年法案的出台，奠定了美国政府的药品监管体制由

---

① Peltzman, S., “An Evaluation of Consumer Protection Legislation: The 1962 Amendments”, *The Journal of Political Economy*, No. 5, 1973.

事后型监管转向事前型监管的基础，那么1962年修正案的通过，则标志着美国事前型药品监管体制向纵深方向迈进了一大步，也基本展现出了美国现代药品监管体制的核心特征：对药品风险监管的重点由单纯被动式的事后处罚转向主动的事前控制，由单纯的安全性目标转向安全性与有效性并重。值得一提的是，1962年修正案与后来颁布的一系列规范和法案，包括1963年颁布的第一部《药品生产质量管理规范》（*Good Manufacture Practice*，*GMP*）、《1965年药物滥用控制修正案》《1966年儿童保护法案》以及《1968年动物药品修正案》，成为美国现代药品监管体制中所谓“零风险监管”（Zero Risk Regulation）的鲜明政策特征①。换言之，这一阶段的社会性监管政策，已经将政府对于产品社会风险的容忍度降低到几近于零，任何药品在上市之前就要接受严格的安全有效性的检验，这与之前的事后型监管政策一道，为下一阶段的全过程药品风险监管体制发展奠定了坚实的基础。

四　全过程风险监管阶段（1988年至今）

《1938年联邦食品、药品和化妆品法案》与《1962年柯弗瓦—哈里斯药品修正案》所联合确立的、以“零风险”为核心特征的药品风险事前型监管体制一直维系了二十多年，直到20世纪80年代末，里根的共和党政府对联邦政府的所有监管体系进行了以“去监管化”（deregulation）为特征的大幅度削减，同时对保留的已有监管体系进行了全面的成本一收益分析（cost - benefit analysis），凡是无法被证明是收益高于成本的监管项目都面临被砍掉的危险。作为一项重要的社会性监管政策，药品安全监管体制同样受到了一定的冲击。1988年通过的《食品药品管理法案》（*Food and Drug Administration Act of* 1988）要求对已有的监管政策进行成本—效益分析，并重新改组FDA，在一定程度上弱化其权力和职能。为了解决因国会财政拨款

① Grabowski, H. G. & Vernon, J. M., *The Regulation of Pharmaceuticals*, Washington: American Enterprise Institute for Public Policy Research, 1983.

不足而引发的药品审评迟滞（drug lag）的问题，1992年国会通过了《处方药使用者费用法案》(*Prescription Drug User Fee Act*)，要求制药公司在提交药品申请时交纳一些审评费用，用于FDA雇佣更多的药品审评人员，以加快药品审评的速度。该法案进一步协调了公共利益与商业利益之间的关系，然而矫枉过正的改革却使得FDA在新药审批方面越来越依赖制药公司的商业费用，导致新药审评这项准公共服务出现了商业化的趋势。

然而，这种放松监管的改革只是整个问题的一个方面，对已经运行多年的药品监管体制的冲击也是有限的，许多学者忽略了这个阶段药品监管体制也具有强化的一面，而这些强化建设的举措，正是探索分析美国药品监管体制变迁规律的一个重要体现。例如，1988年国会不仅通过了《食品药品管理法案》，而且也通过了《处方药销售法案》(*The Prescription Drug Marketing Act*)。该法案明确禁止了处方药在一般的合法商业渠道的转移，其主要原因在于处方药的重新销售十分容易导致不当标识的、掺假的、药效减弱的甚至伪造的药品销售给公众。因此，该法案要求药品批发商必须由州政府特许；禁止出售、交易或购买药物样品，以及运输或伪造可兑现的药品优惠券等，显示出药品风险监管的进一步细致化。1992年《仿制药品强制执行法》(*Generic Drug Enforcement Act*)的实施，标志着政府开始对包括简略药品申请在内的违法行为进行监管；1995年FDA宣布将香烟视为一种“有毒物质传送装置”(Drug Delivery Devices)，正式宣布对香烟进行监管；1997年通过的《食品和药品管理局现代化法》(*Food and Drug Administration Modernization Act*)要求FDA进行自1938年以来最大范围的改革将已批准的药品和医疗器械使用的广告纳入其监管范围①；2001年美国遭受“9.11”恐怖袭击之后，国会通过了《公共健康安全和生物恐怖主义对应法》(*Public Health and Bioterrorism Preparedness and Response Act*)，该法要求FDA应当保护美国的食品和药品不受恐怖主义的危害。

---

① Hickmann，M. A. Ed.，*The Food and Drug Administration*，New York：Nova Science Publishers，2003.

步入21世纪以来，美国药品监管政策改革的一个重要趋势是加强药品上市后（post marketing drug）的安全监管问题。由于前文所提到的《处方药使用者费用法案》大大加速了新药上市的速度，药品审评的平均时间从19个月下降到了16个月，特别重要的药品审评时间从15个月下降到了6个月，一些不安全的药品也随之很快进入市场，由此所产生的药物副作用对公众健康带来很大的威胁，以至于一些消费者组织将FDA讥讽为Faster Drug Approval（加快药品审批）或Faster Death to Americans（让美国人死得更快）。根据联邦政府问责办公室（Government Accountability Office）的调查，从1976年到1985年，被批准上市的新药中有一半以上的重要副作用都是在药品上市后才被发现的，这是由于临床试验阶段的样本量有限，而大部分药物的不良反应都需要通过一定规模的样本使用量才能得以确认，致使一些不良反应只有在药物上市并得以广泛使用之后才会浮出水面。例如2003年FDA发现，两种治疗贫血症的药物Procrit和Aranesp可能会增加血液凝块的数量，使癌症病情更加恶化；2004年，默克公司生产的关节炎用药万络因可能引发2.7万多起的心源性事件而被召回；2006年，美国眼力健公司生产的18.3万瓶全能水润隐形眼镜多功能护理液，也因质量问题被迫召回。大量上市后药品因为出现安全风险而不得不下架召回，愈发凸显出对上市后药品进行安全监管的重要性。

2007年9月30日，布什总统在白宫正式签署了编号为H.R.3580的《食品药品监督管理局2007修正法案》，标志其生效成为正式的法律文件。该法案中一个值得关注的亮点是在其第九部分中首次明确提出“加强对药物上市后的安全监管”，此举标志着FDA对药品上市后进行风险再评估的权力和职能正式获得了法律地位。在内容上，该法案在药物上市后风险监管上赋予了FDA更大的权力和更多的资源：首先，在行政权力方面，FDA可以对药物上市后的风险进行研究，并有权力限制危险系数较高的药物品种上市销售，同时可以根据其风险程度的高低，要求制药公司在30天之内对该药物的标签说明书进行修改，这与之前万络因召回事件中FDA花了14个月的时间才得以实现标签修改形成了鲜明对比。其次，在财政资源方面，美国国会将在五年之内批准向 FDA 拨款 2.25 亿美元专门用于 FDA 中的专职负责药物上市后风险管理的监测与流行病学办公室（Office of Surveillance and Epidemiology，OSE）加强药物安全跟踪监测。再次，提升药品上市安全监管部门的地位和级别，着手将 OSE 从新药办公室（Office of New Drugs，OND）中独立出来，以免受到新药审评部门过多的干扰。最后，宣布将对全美的药品不良反应报告系统进行更大规模的更新，并将政府内部大型的药品不良反应信息网络与私人企业的数据库进行对接联网，以实现信息和数据共享。

因此，透过放松监管的政策表象，我们仍然可以看到药品安全监管政策继续强化的趋势。在前面事后型和事前型监管两个阶段的发展基础上，这一阶段一方面力图改变事前型监管阶段过于重视新药审评，忽视新药上市后风险的持续监测和控制问题，另一方面又不仅仅是简单回归到事后型监管阶段的被动执法、机械惩罚的状态，而是对药物上市后所可能产生的不良反应实施主动追踪、数码电子化控制，从而有效弥补药品审评阶段无法完全预测到其安全风险的缺憾，将药品上市后的可能风险降到最低。这就意味着美国联邦药品监管已经逐步摆脱原有单纯的事前型和事后型监管体制特征，转而迈向一个所谓的“全过程监管”阶段。这一阶段的核心特征在于政府对于药品风险监管的重点已经不再是单纯的事后执法，也不囿于审评通过、一批了之的事前控制，而是跨越药品的研究、试验、生产、销售、使用以及召回等整个产业链条，运用信息技术等对药品流动的整个过程进行一体化管理，即对各个环节之间可能出现的风险关节点进行无缝隙监管。与商业化导致事后型监管、工业化孕育事前型监管不同的是，信息化是引发全过程监管的重要动力和基础。

2002 年上任的 FDA 历史上的第 18 位局长马克·麦克里兰（Mark B. McClellan）博士曾经把 FDA 的使命从“保护美国的健康”改为“保护和促进美国的健康”[①]，这显示出新时代下 FDA 职能的重新定位，即从一个被动审评和执法的药品管理机构，逐步变为一个主动介

---

① 曹立亚、郭林主编：《美国药品安全监管历程与监测体系》，中国医药科技出版社 2006 年版。

入、全面跟踪的风险监管部门，最终成为一个促进公众健康、保障公共安全的公共服务提供机构，这也正是未来美国联邦药品安全监管体制的定位和方向。

表2－1　　美国联邦药品监管体制变迁阶段对照表

	事后型监管	事前型监管	全过程监管起止年代
起止年代	1906—1937年	1938—1987年	1988年至今
代表性法案	《1906年纯食品药品法案》	《1938年联邦食品、药品和化妆品法案》《1962年修正案》	《1988年处方药销售法案》《1992年食品和药品管理局现代化法》
主要特征	强调对产业中下游环节的被动应对	重点放在对产业上游环节的介入与管理	对产业链条中的整个环节实施全程介入
形成背景	商业化	工业化	信息化
风险管理模式	事后惩戒、补救	事前审评、预防	事前预防、事中跟踪和事后惩戒并重
主要的政策工具	经济性奖惩	特许制度和标准设定	信息跟踪和提供

五　教训与启示

正如德国社会学家贝克（Ulrich Beck）所界定的“风险社会”那样，随着工业化、市场化和全球化的推动，社会公众更切身地感受到生活在因市场经济、先进科技和多头行政等现代性所带来的巨大风险之下①，在由社会风险可能带来的巨大灾难面前，传统的个人、社会组织和企业都显得无能为力，没有足够的意愿和能力去对可能发生的风险进行控制和最小化，只有政府才有意愿和能力做到对社会风险的有效监控和管理，这就是政府开展社会性监管活动的理由和依据所在。而一段美国FDA百年的药品监管发展史，就是一部国家风险监

① Beck, U., *Risk Society: Towards A New Modernity*, London, Newbury Park: Sage Publications, 1992.

管发展史，对于正在迅猛工业化、市场化和全球化的当下中国社会而言，具有十分重要的借鉴和启发作用。

从1978年至2000年，中国医药工业产值年均递增16.6%[①]，成为国民经济中发展最快的行业之一，计划经济时代下缺医少药的局面基本得到改变，人们的注意力开始从“能否吃到药”向“能否吃到好药”转变，对药品本身的安全性和有效性提出了更高的要求。然而，盲目发展的过度竞争局面导致了药品安全形势的每况愈下，严重危害着社会公众的健康。为此，从1998年开始，中国政府一直在努力建设一套相对独立、集中、科学、专业的药品安全监管体系，虽然遭遇到了系列药害事件和腐败丑闻的冲击，但是用10年的时间基本上完成了药品安全监管体系的基础设施建设。然而，由于受到长期计划经济体制经济发展优先模式的影响，处于转型时期的中国药监制度改革仍然面临着五大结构性阻力因素，包括因为强大的产业发展关怀导致冲突的监管意愿、过度竞争的产业格局所带来的高昂监管信息获取成本、指令型计划经济的惯性所引致的行政色彩浓厚的监管风格、缺乏制约与参与的监管权力机构诱发寻租导向的监管腐败，以及地方发展主义与监管集权主义冲突所导致的监管基础设施建设滞后，处于由指令型国家向监管型国家的转型阶段，因此又可以被界定为“混合型监管”[②]。借鉴美国近代药品监管体制建立的经验，并结合中国现阶段的具体国情，笔者认为，未来中国药监体制改革可以从以下五个方面进行突破。

第一，提高监管主体的产业独立性。无论在哪个阶段，FDA在产业利益面前都保持了相对较高的相对独立性。近几年由于《处方药付费者费用法案》的通过，增加了FDA对于产业利益的依赖性，进而引发了上市后药品问题叠生的局面，可见监管的产业独立性对于国家监管能力的提高具有根本性的作用。药监部门应当从实际的监管过程中对“监、帮、促”的后发展式监管模式予以重新定位和反思。各

---

① 张新平、李少丽：《药物政策学》，科学出版社2003年版。

② 刘鹏：《混合型监管：政策工具视野下的中国药品安全监管》，《公共管理学报》2007年第1期。

级地方政府应该将促进医药经济发展、推动医药行业管理的职能真正从药监部门中分离出来而划归给发改委等经济职能部门或者行业协会，不能再将招商引资、发展医药经济、兴办医药市场、为医药企业提供服务、搜集医药产业信息情报等非质量监管职能列入药监部门的日常工作范围之中；应当适时加大对药品监管基础设施建设的财政投入力度，改变目前药监系统因预算内经费不足必须通过行政审批、执法罚没款等其他预算外收入来弥补的不正常筹资结构。

第二，加强监管信息能力建设。FDA 的全过程有效监管，其前提基础是必须拥有强大的监管信息能力。药品监管部门应当将信息获取和鉴别的重点放在药品质量安全本身方面，包括药品注册环节中申报资料的真实程度、生产环节的原料辅料及其制作经营过程是否符合 GMP 和 GSP 规范。不同层级的药品监管部门应当根据医药的产业链条特征建立有效的监管信息分工体系：国家局应当将监管信息的重点放在对药品的研制、注册和生产等产业中上游链条上；地方监管部门则应当将重点放到完善药品不良反应报告制度以及经营使用等产业下游环节的监管上，加强药品上市后的风险监管。

第三，优化监管工具的组合。一部 FDA 的药品监管史，同时也是其监管政策工具不断多元化的历史。因此，除了传统的行政治理手段之外，药监部门在监管实践中还可以运用经济奖惩、特许制度、技术标准、信息提供、界定产权、使用补贴、绩效标准等多种工具，使得监管部门不仅仅单纯依赖刚性监管手段，而且启用部分柔性监管手段来实现监管政策目标。

第四，建立对监管权力的问责机制。经过一个世纪的发展和积累，虽然 FDA 手中的权力不断加强，其间也爆发了一些腐败丑闻事件，但从整体上看，国会和社会公众对其监管权力的问责机制是行之有效的，而刚刚起步不久的中国药监改革，其脆弱的问责机制建设，可能会让改革本身遭遇新的风险和挫折，始于 2006 年的“药监反腐风暴”就是明证。

因此，从权力制衡的角度出发，下一步的改革应当对过于集中的药品注册权力实行分段拆分，实行药品注册受理、技术审评、行政审批相分离的工作机制，加大技术审评在最后行政审批中的决定权重；

加强全国人大、国务院、中纪委、检察机关等部门对药监部门的质询和监察力度。从培育社会权利的角度来看，药监部门应当通过积极培育相对独立的行业协会和消费者组织，并通过赋权的方式将一部分非核心的监管权力交由发展比较成熟的社会组织行使，部分地借助于行业的自我监管以及社会监管力量来实现监管目标，打破监管部门完全独占监管权力的垄断局面，也可以大大降低监管部门的风险和成本。

第五，强化监管基础设施建设。FDA 强大的监管能力，是与其强大的人才队伍、大区管理体系以及信息网络建设分不开的。实行药监系统全国统一垂直管理，把产业发展与质量监管的责任主体相对区分开来，将药品监管职能完全交由中央政府统管，既能够更好地破除药品监管中的地方保护主义，也不会导致地方政府发展与监管角色的冲突，同时还有利于提高药监队伍人员的整体素质。此外，中央财政和国家食药监总局应当在财力、物力和人力方面加大对中西部欠发达地区药监部门的支持，以维持基层药监部门的正常运作和日常执法。我们应建设统一性的全国药品安全监管信息网络，连接药品生产、流通和使用环节，整合不同监管部门以及统一监管内部不同系统的监管信息网络，促使监管部门、药厂、药店和医疗机构药品安全信息网络的互联互通，信息共享，实现药品从研发到终端消费过程的“无缝隙监管”（seamless regulation）。

第三章　药品审评资源配置与风险治理

一　基本概念与背景

（一）药品审评

作为现代工业社会中一把影响公众健康的双刃剑，药品的安全风险不可低估。由于普通消费者和一般的社会组织缺乏足够的信息、能力和权力对药物安全风险进行评估和控制，更没有足够的力量对药物可能产生的巨大健康风险进行及时补救，因此在现代风险社会中，由政府出面介入对药品安全的监管，成为一个合乎历史和经验逻辑的合理选择。而从西方发达国家的药品安全监管发展的历史来看，以城市化、工业化和全球化为核心特征的现代化过程，使得药品研究、生产、销售的过程更加集约化、产业化和快速化，药品使用过程中的复杂性大大增加；市场化浪潮迫使企业不得不以追求利润最大化为目标，在一定范围内具有了规避政府监管的强大动机，从而致使药业发展过程中的风险系数大大增加，药害事件的爆发更加频繁，这些都导致国家必须以监管的形式介入药品的安全与有效的监管当中，以便有效地减少大规模的药害风险。因此，药品安全监管是工业化社会中社会性风险监管的典型案例。

根据世界卫生组织的定义，药品监管体制（Drug Regulatory Regime）的主要目标在于政府部门根据具体的标准对药品生产、采购、进出口、流通、供应、售卖、广告以及临床试验等环节进行管理，以便确保药品的质量、安全及有效和产品信息的准确性①。药品技术审评（drug evaluation），又可称为药品的技术审查（drug review），是指一个国家的药品监管技术部门运用一系列基于科学基础的技术手段，对尚未上市销售的新开发药物、已有标准药物或相关的药物化学活性成分的安全性、有效性与经济性进行全面评估，从而降低药品上市后的健康安全风险，保持药物治疗的有效性和可靠性的技术分析过程。与其他药品安全监管环节不同的是，药品审评担负着药品注册过程中“守门员”与“过滤器”的角色，其目的在于对生产和上市前的药用化合物对人体健康的可能风险和效果进行全面科学的评估，从而为后续环节中的行政审批和药品再注册提供依据。因此，药品审评是药品注册过程中技术含量最高、科学性要求最强、作用最为突出的组成部分，无论是在世界卫生组织，抑或是主要的西方发达国家，药品审评都被视为药品注册环节过程中的中枢部分。药品技术审评是技术与法规有机融合的专业，其实质是对药品上市准入风险与利益的综合评估，从而为行政审批提供是否做出批准药品上市决策的技术支持。高质量的技术审评能够使公众、制药行业和药品监管机构获益②。

基于药品技术审评的独立性和科学性要求，同时又牵涉商业利益与公共健康之间的利益绞合，许多国家的政府都十分重视对药品审评过程程序的严格规范和管理，并强调审评过程的公开、参与、透明与科学。例如澳大利亚药品咨询委员会负责对所有申请列入药典的药品进行审评，咨询委员会成员包括消费者、卫生经济学家、社区执业药剂师、一般从业人员、临床药理学家和专家。咨询委员会向卫生部长提出建议，部长直接做出决定，但没有咨询委员会的肯定建议，不能把药品列入药典。加拿大则由联邦、省、地区分管卫生的副部长会议委任了一个由 11 人组成的专家委员会——加拿大专家药品顾问委员，由他们进行评估并提出建议。而在英国，负责药品审评的机构——技术评估委员会有 60 多个成员，包括统计师、医师、药剂师、经济学

---

① World Health Organization, *How to Develope and Implement a National Drug Policy*, 2003, http://www.who.int/entity/management/background_4b.pdf.

② 林志强、杨悦、刘璐：《我国药品审评专家咨询制度的发展》，《中国新药杂志》2009 年第 11 期。

家、国家卫生服务机构的管理人员、病人倡导者和工业代表等。而在新西兰，新西兰药理学和治疗学咨询委员会审评所有的新申请，提供专家意见。咨询委员会包括经过注册的由专业机构提名的或由卫生主任任命的职业医师，其下设许多专业分会。药物管理机构针对咨询委员会的建议根据成本效益标准进行评定，这是由于药物管理机构的运行是在固定的药品费用预算范围内进行的，要考虑其他必须放弃的药品或做出价格让步去投资新药。

从药品审评的发展历史来看，人类社会曾经有过血的教训。在20世纪30年代以前，各国政府对于因药品疏于评估所带来的危害性体验不深，直到1937年美国突然爆发的"万灵磺胺"（Elixir Sulfanilamide）药害事件，成为推动药品审评制度出台的直接诱因。该药害事件致使105人（大部分是儿童）因服用了含有有毒溶剂二甘醇（Diethylene Glycol）的液体药物而导致肾衰竭死亡，余下的248名幸存者的健康也遭受了不同程度的伤害。"万灵磺胺"事件的爆发，暴露了仅仅局限于事后监管的药品监管体制的致命弊端，导致新闻舆论与社会大众纷纷对其进行口诛笔伐。强大的社会压力敦促美国国会不得不重新考虑通过更为严格的监管法律，《1938年联邦食品、药品与化妆品法》（*The Federal Food, Drug and Cosmetic Act of* 1938）因此获得了通过。为防止没有经过安全性检测的药品流入市场，该法案第505款对新药上市前的安全性监管进行了严格的规定，要求制药厂商必须先向FDA提交新药申请报告，并证明该新药是安全的，才能进行州际贸易和运输，同时规定新药上市之前必须经过动物试验和人体临床试验。此外，作为1938年法案的最重要的一个修正案，1963年颁布的《柯弗瓦—哈里斯药品修正案》则明确要求任何药品生产商生产新药之前，必须向FDA提交该新药的有效性报告，新药生产商必须提供该药品有效性的实质性证据（substantial evidence）才能上市，同时要求从1938年到1962年间仅仅接受安全性检验审批上市的4000多种药物，必须重新证明其功效的有效性，否则FDA有权予以撤市①。在

① 刘鹏：《风险社会视野下的美国药品监管体制变迁：教训与启示》，《公共行政评论》2008年第4期。

此之后，其他西方发达国家纷纷效仿美国，开始在药物的研制环节实施全面的技术审评制度。

进入21世纪以来，各国在药品审评制度建设和改革上体现出了一些新的趋势。第一，由于金融危机给各国政府财政带来了巨大压力，使得各国投入医疗保险和药费报销的预算费用捉襟见肘，客观上要求除了安全性和有效性之外，药物研发和上市还需要更多地考虑经济性，即从药物经济学的角度来看是否具有开发和上市的价值，因此西方发达国家的药品监管机构在药物审评过程中加大了对药物开发的经济性价值的评估。第二，由于全球药品市场销售规模不断扩大，医药产业变成21世纪许多国家的重要经济增长点，因此各国政府都加大了对新药创制的专利保护力度，为了鼓励医药企业加快创新药物的创制，一些国家的药品监管当局在药品审评过程中加大了对新药研发的支持和倾斜政策，对于有极大应用前景的创制新药在审评过程中予以重点照顾。第三，随着全球经济一体化的加速推进，各国在药品审评领域出现了标准化、集中化、统一化的趋势，例如，戴维·沃格(David Vogel)就在一篇学术论文中分别以欧盟、美国和日本的药品审评体制改革为例（如欧盟将药品监管权从各个成员国中剥离出来统一集中行使），分析了近年来西方发达国家药品审评出现全球化趋势的三大根源：欧盟体系的迅速发展、欧洲和美国产业界要求加快药品审评速度的政治压力以及药品审评日益国际化的趋势①。由此可见，21世纪的药品审评，除了担负起有效控制药物的安全和效度风险任务之外，还加入了经济性评价、鼓励新药创制以及促进全球经济合作等许多新的元素。

（二）中国药品审评体系的历史发展

中国虽然有着非常悠久的医药管理历史和传统，但是现代意义上的药品审评体系的建立时间则比较晚。抗战胜利后的1945年，国民政府才正式在卫生署的医政处内设置了药政科，仅有5—6人；而从地方来看，在省、市一级只有南京市卫生局设有药政科，北平市卫生

---

① David Vogel, "The Globalization of Pharmaceutical Regulation", *Governance*, No. 1, 1998.

局医药科下设药政股5人，上海市卫生局的医药管理处下设管药政的第二科约10人。药品检验机构也只有一个25人的药品食品检验局，设在上海，由卫生部直接领导①，那时的药品监管职能主要限于执法和检验。关于药品审评，国民政府时期曾于1930年颁布过《中华药典》，但主要是参照美国药典编译的，对中国的适用性不强，后来甚至被批判为“美典至上”②，因此也一直没有开展正式或系统的药品审评工作。

新中国成立初期到1955年以前，药政机构只是按照《中华人民共和国药典》的规定执行监督管理的任务，不实行新药审评制度。从1956年开始，特别是在“大跃进”期间地方药品标准开始出现之后，各省、自治区和直辖市纷纷开始实行新药审评制度。例如上海市于1956年就开始接受医药企业的新药报批，并于1957年正式建立了新药审批和临床试验制度，当年即审批新药33种，“大跃进”三年审批新药数量剧增，分别为152年、124年和148种③。1959年10月，湖南省卫生厅颁发了《关于制订药品标准的暂行办法》和《关于新产品审批及临床试验暂行办法》，明确新药的定义为“制药单位没有生产过的品种或药厂虽已生产但药典、部颁标准和省标准都未收载的品种”，并规定所有新药产品必须经卫生部门批准后，方能正式生产④。1969年，陕西省卫生厅下发了《陕西省中西药品新产品审批办法》，对新药的试制、试验和审批做出了规定⑤。然而，由于“大跃进”期间各地掀起乱办药厂的热潮，许多省级以下的地方卫生部门也纷纷开始掌握新药审批权，一些非药政部门例如化工、轻工、冶金、军队等也可以审批新药，导致了“新药不新，劣药泛滥”的局面。

为了规范新药审评工作，1963年8月，卫生部发出《关于加强药政管理和医疗器械生产管理工作的通知》，该通知明确提出“对药品标准和医药新产品标准的审批权应集中在省、市、区一级的卫生

---

① 编辑委员会编：《当代中国的卫生事业（下）》，中国社会科学出版社1986年版。
② 汪殿华：《批判美国药典》，《化学世界》1954年第2期。
③ 编纂委员会编：《上海卫生志》，上海社会科学院出版社1998年版。
④ 湖南省地方志编纂委员会编：《湖南省志·医药卫生志》，湖南人民出版社1988年版。
⑤ 同上。

厅、局（包括天津、武汉、广州、重庆、西安、沈阳六个市），不得下放”[①]。同年 10 月，卫生、化工和商业三部联合颁布了《关于药政管理若干规定》，分别对药品生产、新药产品审批、药品标准、成药、药品供应、药品使用、药品检验、特殊药品管理以及药品广告宣传等方面做出了规定，成为新中国关于药政管理的第一个综合性法规文件。该文件首次规定了新药的定义和新药临床、生产审批的具体要求。这些都体现出在当时的计划经济条件下，政府部门意图直接通过国家行政力量以及政企合一的体制来改善药品质量的管理模式特征。值得注意的是，虽然省级政府在新药审批上拥有一定的权力，尤其是在药品由临床试验转向上市阶段有着十分重要的权力，但是如果一种新药需要在全国或者跨省区范围流动，还是必须经过卫生部审批[②]。

“文化大革命”刚刚结束之际，限于当时社会对医药需求的缺口很大，为了调动地方政府促进医药生产的积极性，在 1978 年颁布的《药政管理条例》中，将新药（含仿制药）的审批权赋予了省级卫生行政部门。1979 年 2 月，卫生部又颁布了《新药管理办法（试行）》，首次将新药分为四类，并明确规定除创新的重大品种以及国内未生产过的特殊药品之外，其余新药品种均由省级卫生行政部门审批[③]。从实际的实施效果来看，以上海市为例，1978—1983 年的五年时间里共审批各类新药 363 种，其中仅 1980 年和 1981 年两年就审批了 158 种[④]；而在江苏省，1980—1985 年间共审批新药品种 286 个[⑤]。此外，在 1982 年，卫生部和全国各省级卫生部门共批准了 172 种新药，而 1985 年 1—10 月，仅 27 个省级卫生部门就批准了 679 个新药，为 1982 年的 4

---

① 杨光主编：《1949—1990 北京卫生史料 · 药政篇》，北京科学技术出版社 1996 年版。

② David Lampton，“Administration of the Pharmaceutical，Research，Public Health and Population Bureaucracies”，*The China Quarterly*，No. 74，1978.

③ 中华人民共和国卫生部办公厅编：《中华人民共和国卫生法规汇编：1978—1980 年》，法律出版社 1982 年版。

④ 编纂委员会编：《上海卫生志》，上海社会科学院出版社 1998 年版。

⑤ 江苏省地方志编纂委员会编：《江苏省志 · 卫生志（上）》，江苏古籍出版社 1999 年版。

倍[①]。虽然这些得到审批的新药满足了当时人们的医疗需要，但是由于各省都看中了医药行业的诱人前景，纷纷宣布将医药工业列为当地的支柱行业。特别是中药生产，跟西药相比，中药开发的投入少、风险低、周期短，而且各省卫生厅完全可以根据各省的标准自行批准。

从1982年开始，中央就着手计划逐渐收回新药审评权，并希望将这一制度改革写入当时正在编纂的《药品管理法》中，以获得正式的法律地位。1984年9月，《药品管理法》得以通过，条文明确规定新药审批权收归中央卫生部门，省级卫生部门只负责仿制药的审批。经过三令五申和讨价还价，中央终于在1986年比较勉强地收回了新药审批权，但是，事实上由于《药品管理法》中将生产中药饮片的权力仍然保留给了地方卫生部门，1987—1988年的两年间，各省还是蒙蔽中央审批了不少的中药新药，后来经过卫生部与药典会的三令五申，才得以平息。1987年以后，各地审批的新药数量锐减，且这些所谓的“新药”基本上是四类、五类的仿制新药，例如上海市1986年没有审批任何新药，1987—1989年分别仅仅审批了6种、9种、7种新药[②]。

虽然集权改革使得新药审批品种数量有所下降，但随着地方医药经济的重新兴起，依然没能遏制住仿制药通过省级部门审评而大行其道的趋势。此外，原来卫生药政部门的药品审评权分散在各个直属单位和承办机构，新药、进口药、仿制药的技术审评都由不同部门负责，药政部门自身都难以管控。截至1998年12月4日，全国共收审各类新药9285个，经审评获批准的达5715个，不同程度地存在着新药重复研制开发、重复审评过多、资源浪费严重等弊病，助长了低水平重复建设。

此外，在原有“双批双审”的二级审评体制下，由于省级的初审是完成对资料的技术审核，但最终审批权还是在中央，省内的评审与中央经常不一致，再加上药品审评权分散在各个直属单位和承办机构，新药、进口药、仿制药的技术审评都由不同部门负责，造成了审评时间的浪费。因此，无论从监管者，还是从监管对象的角度来看，

① 卫生部药品审评办公室：《新药审批情况通报》，《中国药事》1988年第1期。

② 同上。

原有药品审评体系的改革都变得势在必行。

新药监系统的成立，为药品审评体系的改革提供了难得的机遇。1998 年 12 月，集中统一的国家药品审评专业机构——国家药品审评委员会正式成立，国家药品监督管理局局长提出“要进一步集中药品的审评审批，将原四、五类新药临床研究的审批集中到国家药品监督管理局，控制重复研究和生产[①]；将原分散在各直属单位和承办机构的各种技术审评集中到药品审评中心，统一标准，统一时限，统一审评；将申报资料收审、终审、发证全部集中到国家药监局”[②]。1999 年 4 月，国家药品监督管理局正式颁布修订后的《新药审批办法》，明确规定省级药监部门只负责所有新药（含四类、五类的仿制药）的初审，并在 5 月实施的《仿制药品审批办法》中规定省级药监部门只拥有对申报的原始资料剂型核实和对企业生产条件进行现场考核等一些间接监督的权力，而把仿制药临床研究和生产上市的审批实权完全授予了国家药监局。至此，中国自新中国成立以来存在的二级药品审评体制正式转变为一级药品审评体制。

药品审评权的集中和规范配置，大大激发了制药企业研制和申报药品的积极性，也使得药品审评的数量大大增加。由于卫生部时代的药物审评体制缺乏制度规范，众多制药企业对于药品审评的结果很难产生预期，因此各省都积压了大量有待审评通过的四类、五类新药，一些专门从事药品注册的工作人员回忆，当时一些企业申报的新药品种甚至在十年时间里都没有任何进展消息，“既不通知通过，也不明确告知不批”。而后，药品审评体制的改革，使得监管部门必须对药品审评的结果进行限时告知，再加上原本由各省就可审批的仿制药也在片刻之间交由国家药监局审批，因此导致其受理的新药和仿制药数量急剧增加。1999 年，国家药监局一共只受理了 996 件新药临床试验和生产申请，到 2001 年这一数字迅速上升到 2014 件，到 2002 年更是达到了 6300 件之多。此外，仿制药的申请和审批数量在总体上

---

① 张晓东：《总后卫生部第五届药品审评委员会在京成立》，《药学实践杂志》1998 年第 2 期。

② 郑筱爽：《国家药品监督管理局局长郑筱萸在国家药品监督管理局药品审评委员会成立大会上的讲话》，《中国药品监督管理年鉴 1999》，中国医药科技出版社 1999 年版。

也呈现出上升趋势（参见表3－1）。特别是从2003年开始，由于《药品管理法》对省级药监部门在药品审批上的作用和地位重新有所加强，省级部门上报的新药和仿制药品种数量再次呈现大幅上升趋势，导致国家药监部审批数量也水涨船高，这些都体现出监管部门在药品审批过程中鲜明的产业发展关怀意图。

表3－1　**2001—2005年国家食药监局新药仿制药受理及审批件数一览表**

年份	新药受理件数	新药审批件数	通过比率	仿制药受理件数	仿制药审批件数	通过比率
2001	2014	1963	97.5%	2510	1896	75.5%
2002	6300	2945	46.7%	1077	740	68.7%
2003	4537	6806	150.0%	2994	1000	92.6%
2004	6019	4357	72.4%	7251	3279	45.2%
2005	10965	4493	41.0%	11582	6040	52.1%

资料来源：《中国药品监督管理年鉴1999》，中国医药科技出版社1999年版；《中国药品监督管理年鉴2000—2003》，化学工业出版社2000—2003年版；《中国食品药品监督管理年鉴2004—2006》，化学工业出版社2004—2006年版。

如果仅仅从新药及仿制药审批的数量上来看，1998年以后监管部门审批通过的药品品种数量比1998年改革以前要多，然而由于1998年改革以前的统计数据并没有涵盖当时省级卫生部门背离国家政策而违规审批的新药和仿制药数量，而且1998年以后审批通过的药品中有相当一部分是卫生药政部门时代遗留下来的品种，再考虑到中国医药产业十年间来的迅猛发展，因此1998年以来药监部门审批药品的严格程度并非数据本身所体现出来那样松弛。此外，药品注册制度的规范化，也使新药研究申报中的低水平重复现象得到初步遏制，如1999年与1998年相比，独家申报新药的比率从20%上升到60%，重复申报同一新药的企业数量从120家下降到18家①。

① 郑筱萸：《依法行政，强化监督，确保人民用药安全有效——国家药品监督管理局局长郑筱萸在2000年全国药品监督管理工作会议上的讲话》，《中国药品监督管理年鉴2001》，化学工业出版社2001年版。

中国药品注册体系改革所取得的成就，也为世界卫生组织所逐渐认可。2003 年 9 月 1 日，WHO 派专家到国家食品药品监督管理局（SFDA），对整个药品审评体系进行了严格、认真、细致的考评。总体评价得分 16.5 分，满分为 17 分，其评价主要包括中国已经建立了一套完善的药品注册管理系统，通过这一系统，可以高质量地完成所有医药产品的上市许可审查，不依赖其他国家已经做出的审评意见；药品上市许可的审查与 GMP 检查工作紧密结合；有一套完整的外部专家队伍和专家管理系统，有丰富的外部专家可以利用，外部专家覆盖了医学、药学、教学、科研等多个学科，保证了 SFDA 审评结论的科学、客观、严谨等 16 个方面①。

经过系统的改革，虽然中国的药品注册体制在科学、透明、高效等方面有了长足的进步，在审批效率、审批时限、责任归属以及技术专业性方面都取得了很大的进步，但相对于发达国家的药品注册体制而言，仍然有很大的进步空间。特别是由于药品注册权力的高度集中，也带来了仿制药注册过多、创新药物发展缓慢以及注册过程中存在一定的寻租腐败现象等问题。为了解决这些药品注册中的顽疾，2007 年 10 月，SFDA 公布了再次修订后的《药品注册管理办法》。相对于前版的管理办法，修订后的《药品注册管理办法》一方面，缩小了新药的范围，规定“对已上市药品改变剂型、改变给药途径、增加新适应症的药品注册按照新药申请的程序申报”，而不再按照新药程序办证，即使是对于改剂型的药品，也要求“与原剂型比较有明显的临床应用优势”，提高了设置的门槛和标准；另一方面，将原有的“已有国家标准药品”更名为“仿制药”，并规定“仿制药应当与被仿制药具有同样的活性成分、给药途径、剂型、规格和相同的治疗作用”，限制低水平简单仿制、提高仿制药质量的可控性的意图初现端倪②。同时，为了增强监管者获取真实有效监管信息的能力，修订后的《药品注册管理办法》强化了对审评资料真实性核查以及生产现

---

① 曹文庄：《我国药品审评机制改革的几点思考》，《中国药学杂志》2004 年第 10 期。

② 刘鹏：《走向优质监管的起步——2007 年我国药监改革实践的几点思考》，《中国处方药》2008 年第 1 期。

场检查的要求，抽样的方式也由原来的静态变为动态，旨在严厉打击药品注册过程中的造假行为。另外，在修改技术审评的时限规定上，虽然许多医药企业在征求意见过程中提出了异议，但最终还是沿袭了这一修订结果，即将新药生产的审评时限从120日增加至150日，而改变剂型和仿制药的审评时限则从80日提高到160日。

从整体上看，虽然2007版的《药品注册管理办法》仍然存在一些问题，例如对中药研发的指引导向不明确，没有明确非处方药的注册要求，也没有弥补临床过程介入的缺失等，但是相对于以前的药品注册体制而言，中国的药品注册体制确实在科学、高效与透明等方面前进了一大步。从该办法实施的实际效果来看，已经给中国的药品审评过程带来了一定的变化。例如，2008年国家食品药品监督管理局对历史积压的2.5万件注册申请开展集中审评，对注册申请件进行了横向比对、严格审评，清除了重复申报、资料作假或存在缺陷的申报件。通过现场核查和集中审评，CFDA批准了9200件注册申请（占37%），较过去近80%的审评通过率明显降低，审评尺度更加严格。与此同时，自2008年以来，药品注册申报数量大幅度降低，申报结构明显改变，低水平重复大为减少，药品注册申报回归理性。由于申报数量的减少和审评技术力量的强化，导致国家药品审评中心的审评时限明显缩短。目前，审评超时品种所占的比例是15.1%，其中，中药品种已基本实现时限审评，没有超时情况出现；化学药品种的超时比例为15.5%，最长超时83天，中位数仅为13天；生物制品最长超时56天，中位数仅为17天。由此可见，原有的药品审评超时状况已得到明显改善①。

然而，即便2008年以来药品审评的速度已经有所提升，与许多海外医药企业以及中国医药产业界的发展需求相比，仍然显得相对迟滞，严重影响了药品创新的积极性。为此，国务院在2015年8月发布了《关于改革药品医疗器械审评审批制度的意见》的文件，宣布通过出台提高药品审批标准、推进仿制药质量一致性评价、加快创新

---

① 吴浈：《近两年来我国药品审评的变化和今后的走势》，《中国新药杂志》2009年第20期。

药审评审批、改进药品临床试验审批等十二项举措来实现提高审评审批质量、解决注册积压、鼓励研究和创制新药等目标，并提出争取2016年年底前消化完积压存量，尽快实现注册申请和审评数量年度进出平衡，2018年实现按规定时限审批的目标，同时还建立了药品医疗器械审评审批制度改革部际联席会议制度。① 经过各方努力，药审中心2015年全年完成审评任务9601件，比去年全年完成量增加了近90%。审评任务积压由2015年高峰时的22000多个降至2015年年底的不到17000个，实现了年初确定的工作目标，解决审评积压的各项举措初显成效，2016年1—6月更是完成审评任务5691件，审评速度比2015年同期更是明显加快②。

二　现状描述与问题界定

（一）历史发展与现有架构

自1984年国务院颁布《药品管理法》之日起，中国新药的临床试验研究与生产上市管理制度发生了巨大变化。新药一改原来的省级分散审批管理体制，收由法律授权的国务院直属管理机构全面管理，新药生产上市审批步入统一的国家级审批管理制度，并从此依法设立了其相应的技术审评机构。为了更好地履行改革后的新药审评职能，1986年药品技术审评机构——药品审评办公室应运而生，设于中国药品生物制品检定所内。1989年，药品审评办公室划归卫生部直属事业单位，业务归口卫生部门药政局管理，其职能调整为对新药进行审评，对已上市药品进行再评价，同时该办公室也是卫生部门药品审评委员会的常设机构。1995年，药品审评办公室更名为药品审评中心，编制规模上升至50人，相关人事挂靠在中国药典会③。

1998年，国家药品监督管理局成立，药品审评中心归并转化为国

① 《国务院关于改革药品医疗器械审评审批制度的意见》（国发［2015］44号）。

② 《国家药品审评中心：2015年度药品审评报告》，http：//www. cde. org. cn/news. do? method = largeInfo&id = 313528。

③ 资料来源：国家药品审评中心官方网站，http：//www. cde. org. cn/htmlPage. jsp? htmlPageId = 4。

家药品监督管理局的直属事业单位。其职能为国家药品监督管理局药品注册管理的技术审评机构，为药品注册管理的科学化、规范化提供技术支撑；根据《新药审批办法》等有关法规，对新药、仿制药、进口药进行技术审评[①]。2000 年，药品审评中心的人员编制增至 120 人。2002 年，药品审评中心实施了以提高中心人员综合评价能力为目的的联系人制度，奠定了向内部审评转移的组织基础。2005 年，药品审评中心进行了机构调整，全面推行以项目负责人制度为核心的审评机制[②]。

20 多年来，药品技术审评机构由最初十几个人组成、不具备实质审评能力、完全依附于专家委员会的药品审评办公室，逐步发展成现阶段的具有一定技术审评能力、120 人规模的药品审评中心。目前，药品审评中心（Center for Drug Evaluation，CDE）是国家食品药品监督管理总局的直属技术审评机构，负责按照国家有关法律法规对各类药品注册申请实施专业领域技术审评；与此同时，组织外部专家一道，进行咨询审评；为药品注册申请的审批决策提供批准与否的技术依据及建议。

2010 年以来，国家食药总局对药品审评中心主要职责和内设机构进行了调整，强化了其制定药品技术审评规范并组织实施的职能，明确了其对省级药品审评部门进行质量监督和技术指导的职能，新增了其为基层药品监管机构提供技术信息支撑以及为公众用药安全有效提供技术信息服务的职能，并于 2011 年进行了机构改革[③]。新的组织架构于 2015 年开始正式面向社会大幅度公开招聘事业编制和非事业编制的审评员，以解决审评人力资源不足的问题，力争在 2020 年左右达到 1600 人的审评人队伍。

改革后的药品审评中心仍然作为药品审批管理的技术审评支撑部门，目前下设 13 个部，包括 9 个技术审评部门，4 个综合管理部

---

① 《关于国家药品监督管理局药品审评中心主要职责内设机构和人员编制规定的通知》（国药管办［2000］255 号）。

② 同上。

③ 《关于药品审评中心调整主要职责和内设机构的通告》（国食药监人函［2010］76 号）。

门[1]。其中9个技术审评部门分别为化药药学一部（新药药学）、化药药学二部（仿制药药学）、化药临床一部、化药临床二部、中药民族药药学部、中药民族药临床部、生物制品药学部、药理毒理学部、生物统计学部，4个综合管理部门分别为业务管理部、人力资源与信息部、研究与评价部、保障部等[2]（见图3－1）。

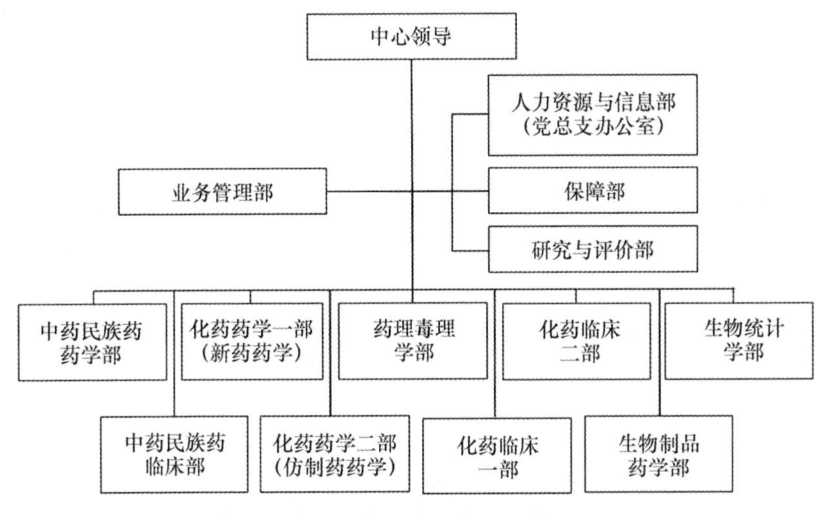

图3－1　药品审评中心机构图

资料来源：国家药品审评中心官方网站，http：//www.cde.org.cn/news.do？method＝changePage&pageName＝organise。

各个审评部门的职能设置情况如下。

化药药学一部（新药药学）：负责化学药物1—3类临床试验申请和注册申请、国际多中心临床试验申请的药学研究资料的技术审评工作，提出药学专业审评意见并形成药学专业审评报告；负责化学药物3类临床试验申请的综合评价工作，形成技术审评报告，并提出明确结论意见及处理建议。

---

① 国家药品审评中心：《2014年度药品审评报告》，国家药品审评中心官方网站，http：//www.cde.org.cn/news.do？method＝largeInfo&id＝313425。

② 药品技术审评原则和程序（http：//www.cjpi.org.cn/News_View.asp？NewsID＝1205）。

化药药学二部（仿制药药学）：负责化学药物4—5类临床试验申请、进口药注册申请、进口再注册申请、相关补充申请及其他申请的药学研究资料及生物等效性试验资料的技术审评工作，提出药学专业和相应生物等效性资料的审评意见并形成药学专业审评报告；负责化学药物4—5类临床试验申请以及5—6类注册申请、进口药临床试验申请、进口再注册申请、相关补充申请及其他申请的综合评价工作，形成技术审评报告，并提出明确结论意见及处理建议。

化药临床一部：负责精神障碍疾病药物、镇痛药及麻醉科药物、内分泌用药、抗风湿及免疫药物、呼吸系统及抗过敏药物、抗肿瘤药物、血液病药物、医学影像学等化学药物以及治疗和预防用生物制品临床试验申请（包括国际多中心临床试验申请）、注册申请的临床研究资料的技术审评工作，提出临床专业审评意见并形成临床专业审评报告；负责上述治疗领域化学药品1—4类及进口药注册申请、国际多中心临床试验申请、相关补充申请的评价工作，形成技术审评报告，并提出明确结论意见及处理建议。

化药临床二部：负责神经系统药物、循环系统药物、肾脏/泌尿系统药物、生殖系统药物、消化系统药物、抗感染药物、电解质酸碱平衡及营养药、扩容药、皮肤科及五官科药物、器官移植、外科和其他化学药物以及治疗和预防用生物制品临床试验申请（包括国际多中心临床试验申请）、注册申请的临床研究资料的技术审评工作，提出临床专业审评意见并形成临床专业审评报告；负责上述治疗领域化学药品1—4类及进口药注册申请、国际多中心临床试验申请、相关补充申请的综合评价工作，形成技术审评报告，并提出明确结论意见及处理建议。

中药民族药药学部：负责中药、民族药及天然药物临床试验申请和注册申请的药学研究资料的技术审评工作，提出药学专业审评意见并形成药学专业审评报告；负责中药、民族药及天然药物7—8类临床试验申请、7—9类注册申请、各类注射剂注册申请、相关补充申请以及进口再注册申请的综合评价工作，形成技术审评报告，并提出明确结论意见及处理建议。

中药民族药临床部：负责中药、民族药及天然药物临床试验申请（包括国际多中心临床试验申请）的技术审评工作，提出临床专业审评意见并形成临床专业审评报告；负责中药、民族药及天然药物6类临床试验申请、1—6类注册申请以及相关补充申请的综合评价工作，形成技术审评报告，并提出明确结论意见及处理建议。

生物制品药学部：负责生物制品临床试验申请、注册申请及相关补充申请的药学研究资料的技术审评工作，提出药学专业审评意见并形成药学专业审评报告；负责生物制品临床试验申请及注册申请、相关补充申请的综合评价工作，形成技术审评报告，并提出明确结论意见及处理建议。

药理毒理学部：负责中药、民族药、天然药物、化学药物、生物制品临床试验申请、注册申请及相关补充申请的药理毒理学研究资料的技术审评工作，提出药理毒理学专业审评意见并形成药理毒理学专业审评报告；负责化学药物1—2类以及中药、民族药、天然药物1—5类临床试验申请、相关补充申请的综合评价工作，形成技术审评报告，并提出明确结论意见及处理建议。

生物统计学部：负责生物制品临床试验申请、注册申请及相关补充申请的药学研究资料的技术审评工作，提出药学专业审评意见并形成药学专业审评报告；负责生物制品临床试验申请及注册申请、相关补充申请的综合评价工作，形成技术审评报告，并提出明确结论意见及处理建议①。

值得注意的是，除了CDE之外，全国还有四川、广东、吉林、辽宁、陕西、安徽、上海、江苏、浙江、海南、河北、湖南等十多个省级地方政府根据自己的情况和特征设立了自己的药品技术审评机构，他们大多是同时肩负着药品行业认证以及不良反应监测等其他相关职能，在各自的辖区内分别承办省级药监部门组织的对药品、药品包装材料、医疗机构制剂研制、生产现场检查的技术工作，并向省局出具意见；承办对非处方药品审核登记进行技术审查并向省局出具意见；承办对药品包装、标签和说明书进行技术审查并向省局出具意见；承办对药品的疗效再评价进行技术审查并向省局出具意见；承办对药品、医

① 资料来源：国家药品审评中心官方网站，http：//www. cde. org. cn/news. do？method = changePage&pageName = organise。

疗机构制剂再注册进行技术审查并向省局出具意见。作为对 CDE 技术审评力量的有效补充和延伸，在未来的药品审评体制改革中，这些省级技术审评部门的作用不可忽视，而且将会越来越重要。

（二）药品审评体系的人力资源分布状况

结合现在公布的统计资料和访谈结果，我们了解到，药品审评中心（CDE）现有正式人员 119 人，其中博士 42 人（占 35%），硕士 36 人（占 30%），学士 41 人（占 34%）（见图 3－2）；其中具有正高级技术职称的 40 人（占 34%），副高技术职称的 46 人（占 39%），中级技术职称的 24 人（占 20%）[①]（见图 3－3）。

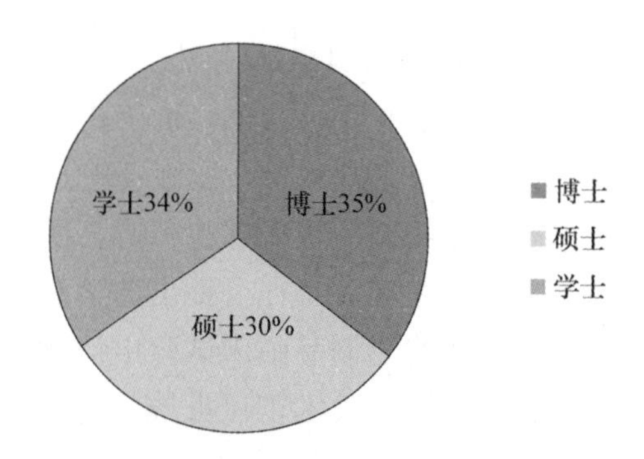

图 3－2　药品审评中心（CDE）人员学历构成

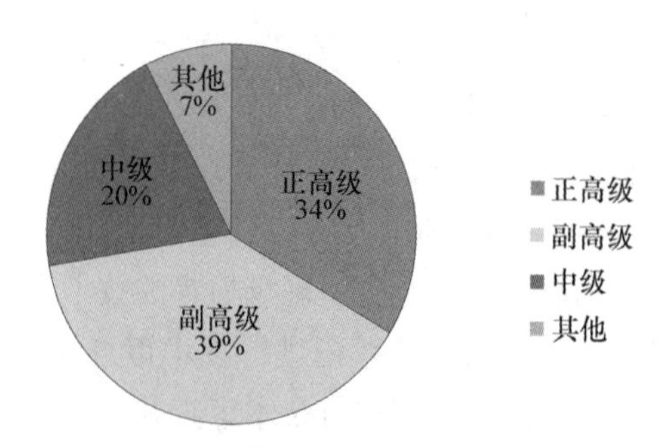

图 3－3　药品审评中心（CDE）人员职称构成

① 资料来源：国家药品审评中心官方网站，http：//www. cde. org. cn/personnelStructure. jsp。

在药品技术评审的过程中，由于CDE肩负着药品技术审评的主要工作，因此该机构的人力资源配置状况对药品审评的速度和质量具有直接影响。与此同时，药品审评委员会以及后来的药品专家库制度的建设，也使得这一外部评审机制的人力资源配置状况对药品的技术审评产生着越来越大的影响。从《药品管理法》1984年颁布到1998年国家药品监督管理局成立以前，卫生部主管药品审评工作，一共成立了四届药品审评委员会，分别由来自有关医药院校、科研单位和药检部门以及医院等不同单位的29名、158名、232名以及374名评审委员组成。

1998年，国家药品监督管理局组建成立，逐步构建了以内审为主、内外审有机结合的审评机制。2000年，国家药品监督管理局建立了国家药品审评专家库，严格入库专家资格，细化入库专家专业领域，建立了随机遴选专家参加药品审评的管理办法。在专家遴选方面，根据拟咨询品种、咨询问题及专家需求情况进行整体分析，尽可能考虑专家资源的充分利用，采用库内外结合、老中青搭配的原则，统筹考虑安排①。

根据目前的设置状况，国家药品审评专家库主要为三级结构，即化学药品、中药、生物制品、体外化学诊断试剂四个专业委员会；化学药品委员会分为6个学科，中药委员会分6个学科，生物制品委员会分12个学科，体外化学诊断试剂设1个学科；每个学科又各设若干个专业，入库专家任期5年。药品审评专家库是国家药品监督管理局吸纳外部专家智慧、有效保证品种审评质量的重要举措，又是锻炼药品审评中心内审专家、促进其专业深入的平台。当然，外部专家仅针对咨询问题和品种所存在的问题进行审议，而不涉及品种的审评结论②。

目前药品审评专家的工作方式是药品审评咨询会议制度。一般而言，会议由作为国家食品药品监督管理总局直属事业单位的药品审评中心，组织药品审评专家召开，就特定品种专业技术问题进行咨询。

---

① 林志强、杨悦、刘璐：《我国药品审评专家咨询制度的发展》，《中国新药杂志》2009年第11期。

② 同上。

一般每月召开一次，每次会期为 2—5 天不等。专家审评咨询会议一般就技术审评过程中难以把握的技术问题进行讨论，得出关于技术审评问题的专家意见，而不涉及品种的审评结论。

三　国际比较与影响评估

（一）美国 FDA 药品审评资源配置情况概述与分析

美国食品与药品管理局，隶属于美国卫生教育福利部，负责全美国药品、食品、生物制品、化妆品、兽药、医疗器械以及诊断用品等的管理。在 FDA 管辖之内，药物审评及研究中心（Center for Drug Evaluation and Research，CDER）专门负责新药的审核。CDER 的组织结构图如下所示[①]：

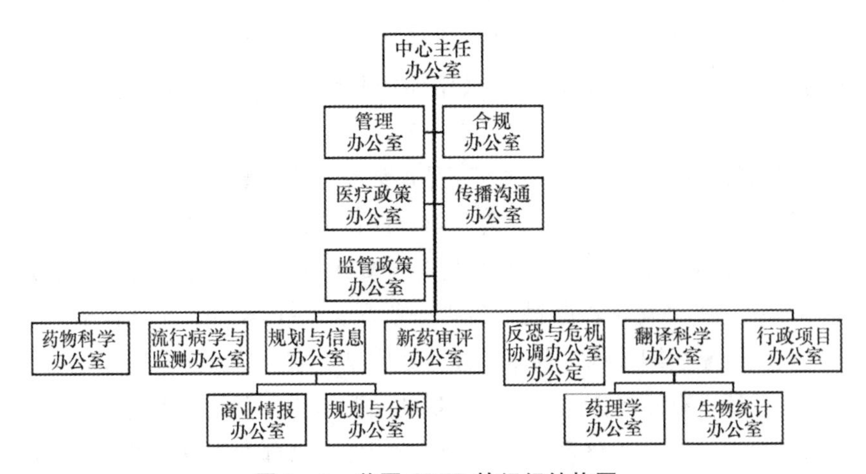

图 3－4　美国 CDER 的组织结构图

从以上的部门设置可以看出，在 CDER 中，与药品审评直接相关的主要部门有两个：新药审评办公室（Office of New Drugs，OND）与制药科学办公室（Office of Pharmaceutical Science，OPS）。其中，OND

① 邵明立主审，曹立亚、郭林主编：《美国药品安全监管历程与监测体系》，中国医药科技出版社 2006 年版。

的主要职责是负责在药物研发期间对其安全性进行调查研究和监管评估，并对新研发药物能否上市进行审批决定，也包括已上市药品的创新研究等，下面分设药物审评一部、二部、三部、四部（负责对非处方药进行审评）、抗生素产品审评部和肿瘤药品审评部。2010 年 3 月 15 日起，原来的非处方药审评部更名为审评四部，并下设非处方药临床评估部、非处方药监管发展部以及医疗影像产品审评部。此外，抗生素药品审评部则包括抗感染与眼科药物审评部、抗病毒药品评审部、特定病原菌与移植药物审评部，而肿瘤药品审评部则下辖了抗肿瘤生物药品审评部、抗肿瘤药品审评部以及血液制品审评部。可以看出，FDA 的新药审评工作是以适应症为中心，其原因在于对一个药物的“风险—效益”评价的结果可能随适应症的不同而发生变化。

目前，OND 一共拥有约 740 名工作职员，这在 CDER 里属于人数最庞大的机构，这些职员中包括物理学家、药理学家、毒理学家、微生物学家、项目管理经理以及其他行政职员等，一些具体的项目审评小组成员（例如化学家、统计学家等）还可以从 CDER 其他部门中临时调用过来。在 CDER 中一共有 100 多名药理和毒理审评员，负责 FDA 的各项临床研究申请（IND）、新药上市申请（NDA）、生物制品申请（BLA）等业务的审评。所有在 CDER 工作的药理/毒理审评员都具有博士学位。这个行业的人才流动率很高。许多审评员在 FDA 工作几年之后就被制药公司高薪挖走。许多大型制药公司的高级管理人员都有在 FDA 的工作经历。这也是 CDER 的工资是美国联邦政府中最高的一个的原因[①]。

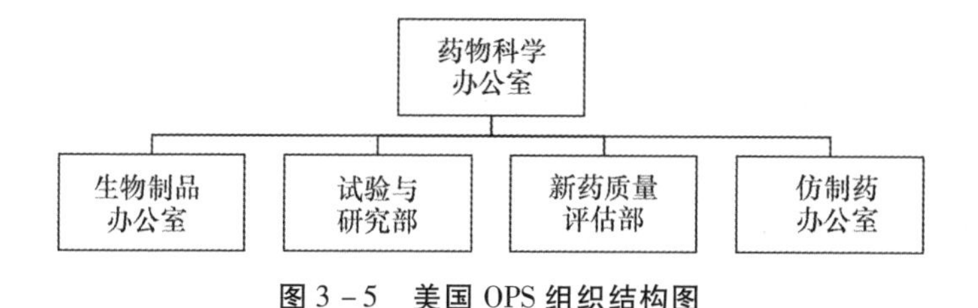

图 3－5　美国 OPS 组织结构图

① 邵明立主审，曹立亚、郭林主编：《美国药品安全监管历程与监测体系》，中国医药科技出版社 2006 年版。

与 OND 关注药物研发和临床试验不同的是，制药科学办公室的主要职能则集中于原料药在申请新药或简化新药申请时的化学生产控制（Chemistry Manufacturing and Controls，CMC），主要包括对原料药的定制分析和研发，以及提供支持成品药研发的参考标准服务用以确定适当的剂量形态，并且通过分析服务对相关化合物的稳定性和其他物理化学物质进行剂量形态分析。OPS 的目标就是帮助医药制造企业确立普遍适用的生产与制造工艺标准，并通过提供一系列独特的政策与评审过程来确保医药企业的药品生产质量，其下设仿制药办公室、新药质量评估部、试验与研究部以及生物制品办公室。其中，仿制药办公室负责受理新药申报的简化程序（ANDA）①。

随着美国医药制造业的不断发展，医药产业对于推动美国经济发展以及维护美国公众健康的重要性日益增加。作为 FDA 的重要组成部分，CDER 履行着保障美国国民用药安全和有效的职责，成为 FDA 核心的技术监管与支撑部门，目前共拥有各类雇员 1800 名。CDER 的工作性质属于文职服务，需要具备美国公民身份。美国永久居民可以申请担任医生、科学家或数理统计学家。在国外大学毕业的求职者需有与美国的相应学历相等的证明，首次任命可以长达四年，之后每年签约，或者在获得美国公民身份后转成永久职位。CDER 里面的主要工作岗位包括以下五类，分别是不同专科的医生、科学家、消费者安全官员（或项目经理）、数理统计学家、计算机专业人士。

目前，CDER 一共设有 18 个咨询委员会，一般每个咨询委员会由 6—16 个人组成，18 个咨询委员会共有委员 182 人。大部分咨询委员会为 FDA 提供针对某一特殊治疗领域的产品有关安全性和有效性方面的信息反馈，以及对临床试验的设计方案的意见，其余的委员会监督监管方针的制定，并考虑药品生产和使用中的潜在问题。每一个委员会由 7 个投票委员组成，他们分别来自基础医学、临床医学、药物学和毒理学等领域，外加一个代表消费者的非投票委员和一个作为非投票委员的行业代表。咨询委员会一般由在某一特定领域具有公认的

① 邵明立主审，曹立亚、郭林主编：《美国药品安全监管历程与监测体系》，中国医药科技出版社 2006 年版。

专业力和判断力的个人组成。委员会委员需要受过足够的培训，并具备相关的经验，这样他们才能够客观地评价相关信息和解释其在不同情况下的意义。

为了避免咨询委员会的专家出现利益冲突问题，在任命咨询委员会的专家之前以及在每次开会前，FDA 都会审查专家的利益冲突问题。在聘任咨询专家的过程中，FDA 的官员会在电话中简短地询问候选人的财务状况，确认入选后被任命的专家要填写“保密财务状况报告”，详细说明在担任咨询委员会成员过程中，可能导致利益冲突的专业关系和财务关系。与此同时，咨询委员会实行报酬制，具体劳务报酬由 FDA 局长根据法律、行政和预算限制决定。FDA 局长在确认咨询委员会的报酬时，必须确保这些支出不超出 FDA 的预算①。

自 20 世纪 70 年代末以来，由于新药研发和生产技术的发展，美国国内新药申报的数量逐年攀升，在巨额的新药审评工作量面前，当时 FDA 的预算和人力资源显得相形见绌，导致产业界指责其为“药品审评滞后”。1992 年，国会正式通过了《审批处方药付费法案》（PDUFA），规定 FDA 有权向新药生产申报企业征收包括申请费（Application Fee）、设施费（Establishment Fee）以及产品费（Product Fee）在内的三项使用者费用。获得了足够经费的 FDA 对药品审评的速度明显加快：到了 1999 年，所有药品的平均审批时间已经低于 12 个月，重要药品的审批时间少于 6 个月。随着时间的推移，使用者费用的绝对数量不断上升，1993 年 CDER 获得的使用者费用只有 890 万美元，而到了 1999 年这一数字已经增至 1.47 亿美元，2004 年达到了 2.32 亿美元，2008 年突破了 4 亿美元，2015 年财政年度的总预算为 29.9 亿美元，使用者费用的比例逐渐上升到药品审评总支出的 70%。而根据 PDUFA 的要求，所有的使用者费用必须只能用于新药审评，因此这将在保障新药审评质量的前提下，大大缓解 CDER 长期以来的审评资源与审评申请之间的紧张关系，为提高新药审评速度、优化新药审评资源配置、推动美国医药产业发展发挥了巨大的作用。

---

① 邵明立主审，曹立亚、郭林主编：《美国药品安全监管历程与监测体系》，中国医药科技出版社 2006 年版。

（二）欧盟 EMEA 药品审评资源配置情况概述与分析

欧盟现行的药品注册管理模式可概括为两层机构和三种程序。两层机构即欧盟和各成员国的药品管理局；三种程序指中央程序、相互认证程序以及成员国程序。在中央程序中，具体负责药品审评工作的是欧洲药品评价局（European Medicines Evaluation Agency，EMEA）。目前，EMEA 的总部设在伦敦，其隶属于欧盟工业总局下属的欧盟药品化妆品管理局，主要由理事会和三个委员会组成。EMEA 理事会委员由来自成员国、欧盟委员会、欧盟理事会的各两名代表组成，任期 3 年，可以连任，理事会主席在该委员会中选举产生。三个委员会则分别是负责人用药的 CPMP；负责兽用药的 CVMP；负责罕用药物的 COMP。其中 CPMP、CVMP 分别由每个成员国推荐两名代表组成；COMP 由每个成员国推荐一名代表，另外还有 EMEA 及每类疾病的三位代表组成①。

EMEA 的主要职能包括负责欧盟药物的审查、批准上市工作，并全面负责审查药品科学评价、监督药品在欧共体范围内的安全性、有效性，同时也负责协调、检查、监督欧盟内各国 GAP、GMP、GLP、GCP 工作落实②。

在审评程序方面，申请人在提交资料前 4—6 个月内应当提前通知 EMEA，并尽可能准确的预测出提交申请资料的时间。接到通知后，CPMP 将会任命书记员，书记员会按规定在 EMEA 专家库内近 3000 名专家中选出负责该药审评的专家并通知 CPMP 及申请人。提交资料后 EMEA 将在 15 天内完成对资料的验证，验证资料是否合格主要取决于申请人是否按要求提交了资料、信息是否交费等。如果合格则进入正式专业审查，CPMP 在 70 天内一般会得出一个初步的评论；在 120 天内，CPMP 会针对该项申请，列出所有存在问题的清单，并第一次得出结论。在接下来的 60 天内，申请人准备回答问题，并在

---

① 张欣涛、平其能、胡彬：《欧盟药品注册管理浅析》，《中国药事》2009 年第 4 期。

② 汤依娜、邹文俊、刘忠荣等：《欧盟草药药品管理机构及其职能》，《中国中医药信息杂志》2006 年第 6 期。

第180天前决定是否举行听证会。在接下来的30个工作日内，EMEA将做出决定，写出评价报告，如果得出肯定结论评估报告将会送到欧盟委员会。如无不同意见，欧盟委员会则在30天内拟出决定的初稿，再次下发给成员国和药厂。若28天内没有新的科学或技术问题提出，欧盟委员会即正式宣布这一决定。在上述评价过程中，假如成员国或药厂提出不同意见，CPMP将按规定重新评价[①]。

EMEA技术委员会专业设置齐全，透视出药品技术审评的专业性和纵深性，例如人用药品委员会是药品上市申请的主要审评委员会，其组织形式如下：

表3-2 EMEA人用药品委员会组织结构表

常设工作委员会	临时工作委员会	技术咨询组	其他评价组
生物制品工作委员会 血液制品工作委员会 细胞产品工作委员会 有效性工作委员会 基因治疗工作委员会 质量控制工作委员会 病患者工作委员会 药物基因组学工作委员会 药物警戒学工作委员会 安全性工作委员会 技术咨询工作委员会 疫苗工作委员会	生物相似物工作委员会	心血管药物咨询组 抗感染药物咨询组 神经医学咨询组 糖尿病/内分泌咨询组 诊断咨询组 HIV/病毒性疾病咨询组 肿瘤药物咨询组	医疗工作组 名称审评组 资料质量评价组

在人员设置上，EMEA到2008年底拥有人员538人，目前为481人（见表3-3）。委员会委员来自欧盟27个成员国和3个经济贸易自由区国家，他们分别是大学教授、研究机构研究专家。EMEA目前聘用专家共约4000人。在具体审评中，EMEA根据专家专业背景及研究领域，根据药品上市申请类型、审评关键及审评需要，指定主审报告人、共同报告人，使专业技术审评人员运用更科学、更权威、更到位。主审报告人的审评意见都要经过专家委员会集体审议，EMEA

① 张欣涛、平其能、胡彬：《欧盟药品注册管理浅析》，《中国药事》2009年第4期。

还指定部分专家行使同行评议职责。集中审评程序充分运用了专家集体决议机制。

表3－3　　EMEA 人员配置　　单位：人

	人用药品上市前评价司	人用药品上市后评价司	兽药监管司	信息网络管理司	行政管理司	局长办公室
人员	119	147	53	72	62	28
合计	481					
专家委员会	4000					

在经费配置体制上，EMEA 的经费来源主要有 2 个渠道：欧盟委员会拨款及企业交款。EMEA 收费款已高达其全部经费来源的 60% 以上，欧盟委员会拨款远不能满足实际需要（见表3－4）。收费款多少取决于审评任务量，任务量大，收费款则多，可以雇佣更多雇员，提高审评工作效率，这样就形成了有效的人力资源、财政资源良性循环链。从下表数据可知，EMEA 的收费款远远超过委员会拨款。

表3－4　　EMEA 经费配置　　（单位：百万美元）

	2006 年	2007 年	2008 年（预算）
收费款	94.6	108.6	126.3
欧盟委员会拨款	38.5	45.5	38
其他专项拨款	7.9	8.9	8.9
合计	141	163	173.2

（三）日本 PMDA 药品审评资源配置情况概述与分析

在日本，负责新药审评与药品安全监管的主要机构是药品与医疗器械局（Pharmaceuticals and Medical Devices Agency，PMDA）。为了更好地整合原有的药品监管体系资源，改革久为诟病的低效率审评体系，加快新药审评速度，日本政府决定于2004年4月1日将原来的药品与医疗器械评价中心、药品安全与研究协会、医疗器械中心三个机构的职能合并成PMDA。新成立的PMDA仍然隶属于厚生省，但比以前有了更大的独立性，具有以下三大职能：一是药物不良救济职能，包括用药品生产企业的一部分利润作为准备金，给由于使用血液制品而感染SMON病（亚急性脊髓视神经症）、携带HIV、患艾滋病的个人提供治疗所需的医疗补贴；二是审查医药品与医疗器械的相关职能，包括依据《药事法》对新药械的报批进行审查，对临床实验提供指导与建议，审查进行GLP与GCP所必需的申请书，对生产设备、流程和质量控制进行GMP检查；三是确保药品安全职能，包括收集、分析、公布关于药械的质量、有效性和安全性的信息，给药械消费者及其他关系人提供咨询服务，给相关生产者提供指导与建议，以提高药械的安全性。2005年4月，关于促进研发的工作被分离出来转交给了国家生物医学革新会（National Institute of Biomedical Innovation）。①

依据职能不同，该局的业务部门可以分为三类：救济部门、审查部门、安全部门。这些部门的具体业务包括以下内容。

一是救济部门，负责对因药物不良反应、生物制品感染而致病、致残、致死的受害者进行救济；对有药品经营权的企业征收药品不良反应救济金；对药物不良反应救济受益者进行实地调查；为胜诉的SMON病患者的健康护理提供补助；救济由输血或血液制品感染HIV病毒或患艾滋病的患者。

二是审查部门，包括六个子部门，分别为新药审查第一部，负责对新型抗恶性肿瘤药、抗菌剂、抗HIV病毒剂及其相关药物的报批、再检验、再评估所需的临床实验通知、药品不良反应材料等进行核实；新药审查第二部，负责对新型心血管用药、泌尿与肛肠系统用药、生殖系统用药、新陈代谢疾病用药（仅限复方抗菌药）以及体内诊断试剂和放射性药物的批准、再检验与再评估所需的临床实验通知、药物不良反应材料等进行核实；新药审查第三部，负责对新型胃

① 曹立亚：《改革中的日本新药审批机构及审评程序》，《中国药事》1999年第3期。

肠药物、新陈代谢疾病用药（除复方抗菌药以外）、激素药品、治疗皮肤病的制剂、中枢神经系统药物、周围神经系统药物、感觉器官用药、呼吸系统药物、抗过敏药物与麻醉剂的批准、再检验、再评估所需的临床实验通知、药物不良反应材料等进行核实；生物制品审查部，负责对生物制品、医疗器械的临床实验通知、药物不良反应进行审查，对批准、再检验与再评估进行审查；非处方药与通用名药品审查部，负责对通用名处方药、非处方药、准药物与化妆品的审批、出口鉴定与质量再评估进行审查；医疗器械审查部，负责对医疗器械与体外诊断试剂的报批进行审查，对再检验、再评估和临床实验协议进行审查。

三是安全部门，包括两个子部门，分别是质量管理部，负责审查已提交的关于医药品与医疗器械的报批、再检验、再评估的申请文件，以确保相关数据符合《药物非临床研究质量管理规范》《药物临床试验质量管理规范》《药品上市后的质量监督规范》的要求，并从伦理性和科学性角度出发，审查文件的适当性与正确性，保证其符合《申请表数据的可靠性标准》；安全部，通过与厚生劳动省合作，负责涉及药品和医疗器械质量、有效性和安全性主要资料的收集和汇编，并对收集的信息进行科学分析和研究。

日本 PMDA 药品审评速度的加快，除了跟机构合并和流程优化有关之外，其中最为重要的就是大幅增加评审人员的数量。从 2010 年 4 月起，PMDA 总共雇用了 605 名工作人员，其中 389 人负责对药品的审评，123 人负责对药品安全的监管。而在五年前的 2005 年，当时的 PMDA 总共只有 291 名工作人员，其中有 178 人负责对药品的审评。据称，PMDA 的近期目标是到 2014 年将工作人员数量增加至 751 人，其中负责药品审评的人员数量达到 600 人。① 为了适应这种人员编制的增加，日本的财政部门在拨付给厚生省的财政预算经费中单独预留出了 100 亿日元（约合 1. 17 亿美元）的专项经费给 PMDA，用于支持其加快对新药上市的审评速度。同时为了使那些临床上急需使

① 印佳慧：《日本药事监管一瞥——PMDA 的由来和职能》，《医药地理》2016 年第 2 期。

用，并可能挽救病人生命、但是却迟迟未能获准上市的45种新药能够尽快上市，厚生省和PMDA专门组建了一个特别委员会对其进行特殊评审，结果有近一半的新药通过特殊评审并获准上市。在未来的几年中，厚生省和PMDA的特殊委员会将继续对名单上的其他仍未获准审批的研发新药再次开展特殊审评工作[①]。在保障审评质量的前提下，日本PMDA为推动本国医药产业发展，加快新药上市速度而推行的能力强化改革，值得中国借鉴。

四　中国药品审评体制的约束因素与成因分析

（一）药品审评高级人才资源匮乏，审评人才队伍建设结构欠合理

我们知道，在目前药品审评中心的119名在编的工作人员中，具体负责一线技术审评的工作人员约有90人。而从90名负责一线技术审评工作人员的专业配置来看，负责中药、化学药品和生物制品的审评人员数量分别为27人、53人和10人，从审评人员的数量来看，CDE里面90多人的审评人员数量，与长期稳定在500人以上的FDA、EMEA和PMDA相比，显得十分有限。同时，FDA每年面临的主要工作任务也就是几十种创制新药，EMEA只审评药物的上市申请，所有的临床申请和仿制药申请则分散到各个成员国和欧盟药典委员会。而CFDA/CDE则是高度集权化和集中化的管理模式，一方面过于注重对于临床的审评，另一方面肩负着4000多家中国药企的仿制药审评任务，不堪重负。而即便从审评人员的学历和职称水平来看，在总的CDE工作人员中，具有博士学位的人只有36%，占30%，具有正高职称的28人，只占24%，这与基本上是具有博士学位的人才能进入的FDA、EMEA和PMDA相比，显得非常不足。

为了弥补评审人员的严重不足，从2015年开始，药品审评中心

---

① Ian Haydock, "The PMDA: aiming to keep pace with a changing world", http://www.rajpharma.com/productsector/pharmaceuticals/The-PMDA-Aiming-to-keep-pace-with-a-changing-world-304463.

根据新制定的《国家食品药品监督管理总局药品审评中心审评员管理暂行办法》（试行），面向社会公开招聘非事业编制的全职审评员，具体包括首席审评员、高级审评员、主审审评员、审评员等69名，2016年更是扩大到97人，其中编制内人员14人，编制外人员83人，其最终目标是在2020年能够使审评人员达到1600人左右。所有编制外审评员的薪资水平大幅度提升，编制内的审评员的薪酬待遇也有所改善①。

此外，从审评人员所接受教育的特点和经历来看，国外审评机构在招收和培训一线审评人员的时候，都十分看重审评人员的临床经验和对生产工艺的了解和掌握，而CDE目前的一线审评人员的知识结构构成仍然以化学、药学等基础学科为主，他们只是科学殿堂里刚起步的新手，而且他们在起步不久，就脱离了位于第一线的实验室，转而从事文献阅读和资料审查的工作，他们最欠缺的就是需要经年累月才能习得的经验知识。他们缺乏一定的临床经验，对药品研发生产的工艺流程也了解不多，这就会导致在审评过程中存在知识和经验盲区的问题。另外，在人才队伍的专业结构配置方面，药品审评部门尤其缺少临床药理学专业人士、法律专家、生物统计与流行病学专业人员等，这些人才的缺乏导致了在新药审评过程中对新药品种在临床试验与应用中的一些法律、统计和公共卫生问题的审评不足与忽视。由此种种，我们可以看出，无论是从审评人员的数量，还是学历，或者知识结构上看，CDE应该继续增加新药审评所需要的高级人才，同时调整审评人才的知识和学科结构，加强审评人员对临床应用经验和药物生产工艺知识的学习与培训，建立审评机构与医院、临床试验机构以及研发生产企业的制度化互动渠道。

（二）审评专家咨询制度有待进一步完善

虽然专家委员会咨询制度在一定程度上能够缓解CDE审评人才不足的问题，同时起到加速新药审评和提高审评质量的效果，然而在

---

① 《国家食品药品监管总局药审中心2015年度审评员招聘公告》，国家食品药品监督管理总局官方网站，http：//www. sda. gov. cn/WS01/CL0050/127980. html。

实际的运行过程中面临着一系列亟待解决的问题。这些问题包括专家年龄和知识过于老化；专家和产业界联系密切，专家身上存在利益冲突；专家没有充分时间和精力投入药品审评工作；对专家审评的活动缺少责任追究机制等。近年来，药品审评中心在规范专家会议程序、建立专家利益回避制度、保持专家审评的相对独立性、加大信息公开力度等方面的制度设计上都有所加强。但是，目前专家咨询制度在药品审评中所占的权重趋于下降，专家咨询制度使用的频次相对较低；药品审评中欠缺一支相对固定、有较强专业背景、较高学术地位、科学公正的专家队伍作为审评支持；在专家遴选机制、审评专家利益冲突的回避机制、审评会议管理制度、咨询会议信息公开机制等方面，都缺少完备的设计①。

（三）机构编制人数的硬约束

CDE 在中国目前的单位分类管理体制下属于 CFDA 直属的全额拨款事业单位，因此其职能、机构设置与人员配置都需要接受中央机构编制委员会的管理。CDE 现有的职能、机构设置与人员配置都直接来源于中央机构编制委员会办公室《关于卫生部药典委员会等 5 个单位更名并成建制划转国家药品监督管理局管理的批复》（中编办字〔1998〕32 号）以及国家药品监督管理局以国药管办〔2000〕第 255 号文发出的《关于国家药品监督管理局药品审评中心主要职责内设机构和人员编制规定的通知》，其中后者提出“药审中心事业编制为 70 名，近期规模控制在 120 名内”。然而，这种所谓“近期的规模控制”一直延续到十年后的今天也没有松动，已经难以适应中国医药产业的发展对药品审评提出的要求。事实上，目前中国的事业单位编制管理体制也存在着缺乏具体科学的标准、主观性度量色彩过强、动态管理不到位等弊端。随着社会经济环境的快速发展，事业单位的职责、人员、工作量都出现了不同程度的变化，原定的编制、经费等渐渐不适应实际情况的发展需要。

① 宋华琳：《风险规制中的专家咨询——以药品审评为例证》，“风险规制与行政法新发展”研讨会会议材料，2009 年 11 月。

中国制药企业为数众多，基数大，药品注册申请申报数量多。药品审评中心审评人员数量少，与注册申请申报数量比例相差悬殊。多年来，审评人力资源与审评任务量之间的矛盾日益突出，无法得到缓解。例如，中心仅有2名疫苗品种审评人员；中药审评任务量占整体承办任务量的50%，但中药审评人员仅占中心全体人员的25%。审评资源的长期不足，不仅会影响审评质量和效率，最终也会影响公众用药的可及性。

虽然美国、欧盟及日本都非常注重秉持“小政府、大社会”的建设理念，尤其是美国，非常强调自由放任式的市场经济主导地位，突出适度的政府规模和较高的政府效率，严格控制政府增长的规模和成本，然而在药品审评和监管职能的履行上，我们却看到了完全不同的情况：不论是美国的FDA，欧盟的EMEA，还是日本的PMDA，都拥有数倍于中国CFDA和CDE的编制人数，他们对药品审评和安全监管的重视程度与成本投入，都明显高于我国。也许有人会提出，目前中国药监系统负责药品监管的人数并不少，特别是受到近年来基层监管“三合一”改革的影响，到2015年底，全国食药监系统的行政编制人数已经达到26.59万人，事业编制8.05万人，但是中央部门的行政和事业编制人数分别只占到以上总数的0.1%和2.2%，绝大部分是分布在各级地方政府，尤其是省级以下地方政府，其中又以管理类和执法类的公务员居多，而真正具有较高专业知识水平的监管人才非常缺乏。这种“中央小、地方大”的金字塔形的人员配置结构跟美、欧、日的结构刚好相反，它们的监管人才队伍配置结构往往显示出的是一种“中央大、地方小”的结构，即主要的和专业型人才分布在中央部门中，而次中央部门以下的管理人员较少，显示出这些国家“从研发和生产源头加强药品监管”的监管理念和文化，而中国把大部分的监管资源放在了药品上市后的监管上，而在源头监管上配置资源严重不足，不利于从源头上控制药品风险。这种模式既不利于对创新药物的鼓励和辅导，也不利于仿制药品的质量控制。

（四）政府预算内财政拨款的限制

药品审评中心是全额财政拨款单位，每年在财政计划基础上，由国家财政部以“财政补助收入”款项给予药品审评中心财政拨款①。财政拨款是支撑药品审评中心的基本支出和项目支出的唯一经费来源。虽然财政拨款经费的额度是处于连年增长的态势，但经费增长的比例是否合理，是否与日益增加的药品审评任务和需求相一致，值得进一步商榷。在目前的事业单位经费形式的核定上，由于缺乏具体科学的标准，主观度量性仍然很大，这使财政拨款形式与事业单位实际情况相脱节。具体到 CDE，有限的财政拨款经费，不仅严重束缚了药品审评人才的引进和激励，而且也使得审评过程的设备和技术投入捉襟见肘，而作为全额拨款事业单位的 CDE，又不能另辟其他收费途径来弥补运营经费的不足，进而大大限制了药品审评资源的扩充和优化使用。

虽然现阶段 CDE 可以通过向药品申报企业收取一定的审评费用来弥补审评成本，但相对于美国、欧盟和日本的审评收费而言，这种收费标准相对较低而且沿用时间太长。CDE 现在的药品收费标准依据是原国家计委、财政部 1995 年制订的《关于调整药品审批、检验收费标准的通知》（计价格〔1995〕340 号文件）以及财政部 1999 年制定的《对行政事业性收费实行单位开票、银行代收、财政统管的管理制度》（财综字〔1999〕87 号），已经实施了 20 多年，不同类别的药品注册，临床研究和人体观察审批费在 2000 元—3500 元不等，生产审批费则在 1.5 万—3 万元之间，进口药品注册审批费则为 4.53 万元②。而在 FDA 申报一次新药审评的所有费用额度维持在 200 万—500 万美元左右甚至更高。

2015 年 5 月，最新的《药品、医疗器械产品注册收费标准》和实施细则出台，新药申报注册费用大幅上调，例如调整后的国产新药注册费标准从原来的 3.5 万元上涨到 62.4 万元，而进口药则从 4.5

① 李徜、宋华琳：《中国药品监管收费制度及其改革》，《宏观质量研究》2013 年第 2 期。

② 《药品注册审批收费》，中国政府网（http://www.gov.cn/fwxx/bw/spypjgj/content_505692.htm）。

万元上涨到96.9万元[①]。虽然此次调价幅度很大，但与其他发达国家相比，差距仍然明显。以2013年审批国产新药的收费标准为例，澳大利亚98万元（人民币），加拿大176万元，美国1207万元，日本185万元，中国只有3.5万元。即使大幅提价后，今后的审批费用仅相当于澳大利亚的64%、加拿大的35.5%、美国的5.2%、日本的33.7%[②]。较低的审评收费标准，不仅无法充分弥补因为审评量陡增而产生的审评成本，而且从一定程度上变相鼓励了药品申报过程中的低水平和低质量现象。由于收费门槛较低，大量质量低下、重复建设的药品申报数量陡增，挤占了十分宝贵和有限的药品审评资源，从而延长了其他高质量的药品申报品种的审评周期，从长远来看，既不利于提高创新药品的审评质量，也不利于推动中国的创新药物的开发。

（五）药品审评提速与药品上市后风险增加的政策隐忧

前几年，由于CFDA没有将与公众关系和沟通作为工作重点，加之其内部的审批腐败案件被查处，导致CFDA在药品审批尺度方面被社会公众与媒体广为诟病，所谓的“年批万种新药”“中国药品审批太多太滥”的质疑声不绝于耳，社会公众认为频繁爆发的药害事件跟药品审评的过快速度有直接的关系，这也给CFDA和CDE施加了强大的舆论压力。虽然经过对《药品注册管理办法》的修订以及开展过渡期集中审评活动，到2009年，药品注册申报数量保持平稳，重复申报明显减少，申报结构开始趋于合理化，国际多中心临床试验申请也呈现出逐年递增的趋势，然而，CFDA和CDE也先后延长了各类药品的审评时限，同时与积压的品种审评相结合，导致了超期审评的现象十分普遍。这其中一个最大的原因莫过于担心社会公众会再次提出对药品审评提速与药品上市后风险增加的联系质疑。事实上，一方面，从各国的药品审评数据分析，加快新药审评与药品上市后安全风险增加之间并不存在统计学上的因果关系，另一方面，近年来中国药

① 袁端端：《药品审评改革：大涨背后有大招？新药注册费上涨近20倍》，《南方周末》2015年6月18日，http：//www. infzm. com/content/110162/。

② 同上。

害事件爆发的主要原因在于在新药审评中的资料造假和在生产过程中的违规操作，这主要跟CDE的审评能力和审评质量有直接关系，跟审评时限的长短之间也没有必然联系。

五　改革方向与政策建议

（一）加大药品审评高级人才的引进力度，优化药品审评人员的知识和专业结构，全面实施事业单位绩效薪酬制

除了应届的博士毕业生之外，CDE应当加强对具有一定临床、科研或生产工艺经验的高级药品注册人才的招聘，特别是一些曾经在制药企业服务过的高级药品注册人才。除了提高薪酬待遇之外，CDE还可以通过评选高级职称、保障工作稳定性来吸引人才和解决利益冲突的问题。对现有的药品审评人才队伍，CDE可以与相关的医院和企业合作，加大他们对药品临床使用和具体生产工艺知识的学习及培训力度，加大对临床药理学专业人士、法律专家、生物统计与流行病学专业人员等的招聘力度。此外，对CDE现有的审评人才队伍尽快推行和实施事业单位绩效工资制，对高端的人才甚至可以考虑试行年薪制，实施绩效工资与清理规范津贴补贴相结合，规范事业单位财务管理和收入分配秩序，严肃分配纪律，以促进提高公益服务水平为导向，建立健全绩效考核制度，搞活事业单位内部分配，形成“可出可入，绩效导向”的灵活用人机制。

（二）优化审评专家咨询委员会，发挥集体审评的智力补充作用

CDE应健全和完善药品审评专家库制度，进一步完备专家的年龄资历、任职机构、社会活动、学术专长等详尽信息，建立专家的更新、入库和退出机制，形成一个动态更新的专家库；建立从专家库中遴选药品审评专家参加特定咨询会议的机制，防止审评专家过于固定；应注意聘请来自药学、药理、毒理、临床医学等多学科的专家，特别要聘请我们目前尚聘请不多的流行病学专家及生物统计专家，以实现学科分布的均衡；应由与会专家讨论并形成“专家审评会审评意见”，当场宣布或在之后在网络上公布“专家审评会审评意见”，当

药品审评中心形成的审评意见或建议与专家审评会审评意见相悖时，应充分说明理由。同时药品审评中心应将药品审评中心的审评意见以及国家食品药品监督管理总局的最终审评决定及时反馈给参与审评会议的所有专家①。

（三）借用政府雇员制的形式，增加药品审评人员配置数量，增强药品审评员配置机制的灵活性

受到现有事业单位编制管理制度的限制，CDE 想在短时间内大量增加药品审评人员配置数量的可能性不大，唯一考虑实现突破的方式是采用政府雇员制，即指政府以契约形式聘用、管理某些专门技术人才及承担部分临时性、勤务性工作的人员的公共人力资源制度。它以劳动合同为主要手段，来界定、规范和调整政府与雇员之间的权利义务关系，其主要目的是通过公共部门人力资源的优化和组织形式的完善，来提高行政效率、降低行政成本，为社会发展提供多样化和高品质的公共服务。

自 2002 年以来，上海、安徽、四川、北京、浙江、湖南、山东、湖北、广东等省市的部分地区出于不同方面的考虑纷纷开始尝试政府雇员制，从而掀起了一场政府部门人事制度创新的热潮②。由此看来，作为担负政府行政职能的 CDE 完全可以考虑采用政府雇员制的方式来对高级药品审评人才进行招聘，所招聘的审评人才不用受到编制管理体制的限制，而且可以用更高的薪资水平吸引他们，同时以合同契约的形式强化对这些政府雇员人才的绩效考评，从而建立一支更加具有活力、更加富有弹性的药品审评人才队伍。

（四）借鉴国际经验，在保障药品审评公益性的前提下，征收一定额度的新药审评使用者费用，以弥补财政预算的不足

要采用政府雇员制和增加药品审评人员数量，就涉及经费资源的

---

① 宋华琳：《风险规制中的专家咨询——以药品审评为例证》，《行政法论丛》2009 年第 1 期。

② 孙多金：《对目前我国地方政府雇员制的思考》，《甘肃科技纵横》2006 年第 4 期。

来源问题。在现有的事业单位全额拨款的经费体制下，要想在短时期内大量增加 CDE 的经费拨款额度也是不现实的，为此我们认为可以考虑采用发达国家普遍采用的审评使用者付费制度，以弥补财政预算的不足。具体的做法是在保障药品审评公益性的前提下，由 CDE 向 CFDA、国家发改委和财政部提出申请，根据药品审评申请所可能耗费的人力、物力和财力的成本情况，在一定程度上提高现有药品审评的收费标准，药品企业在提交药品注册申请时必须按时足额地向 CDE 缴纳相应的审评费用。CDE 所增收的审评费用将全额上缴国库，在扣除小部分的管理费用之后，由财政部通过专款专户的方式直接返还给 CDE，并且限定所增收的部分只能用于药品审评相关的支出项目，例如审评设备的添置、新增审评人员的薪酬、审评资料的印制等，而不能用于其他业务活动，或者用于增加已有工作人员的薪酬待遇。药品审评使用者费用的征收、管理和使用都必须接受国家审计部门的全程监督，并接受相关的审计。

征收药品审评使用者费用，会不会影响药品审评的公益性，而增强其商业性呢？在理论上这种可能性是存在的，然而国外的经验告诉我们，政府可以通过完善相关的管理制度来降低甚至消除这种可能性，例如强调使用者费用只是国家财政拨款的一种补充，不能超过 CDE 预算经费来源的一半；严格使用者费用收支两条线、专款专用的管理措施，严禁制药公司将使用者费用变相转变为一种购买药品审评服务的费用；使用者费用的使用全过程要公开透明，同时接受国家审计部门和社会公众的全面监督。

（五）加强对药品上市后安全风险的分类研究，厘清新药审评与药品上市后安全风险增加之间的关系，消除不必要的政策忧虑

在 CFDA 的统一领导下，CDE 可以与药品再评价中心、认证中心、信息中心等相关机构展开对药品安全事故的分类研究，归纳出不同类型的药品安全事故的原因，找出上市后药品风险与药品前端审评速度和质量之间的关系，特别是研究新药审评速度与药品上市后安全风险增加是否存在统计学上的因果关系，从而消除不必要的政策隐

忧。同时 CDE 应对药品注册审批过程中的资料造假现象予以严厉打击，对药品注册实施动态管理制度，强化对制药企业在生产工艺方面对 GMP 要求的遵从度，从而最大限度地防范和化解药品质量安全风险。

第四章　药品注册绩效评估与风险治理*

一　背景和意义

（一）研究背景

1. 实施药品注册管理绩效评估是实现全面建成小康社会、适应医药产业新业态发展的内在要求

药品注册，是指国家食品药品监督管理总局根据药品注册申请人的申请，依照法定程序，对拟上市销售药品的安全性、有效性、质量可控性等进行审查，并决定是否同意其申请的审批过程①。目前世界上绝大多数国家和地区，特别是发达国家均建立了药品注册制度，并将其作为保证公众用药安全有效和提高药品质量的重要制度不断加以完善。药品注册管理不仅在药品上市许可这一环节发挥着保证公众用药安全有效的作用，而且对于规范药品研制秩序、提高药品研制水平、推动药物创新、引导医药产业健康快速发展有着重要影响。

“十三五”时期是中国全面建设小康社会的决胜时期，也是促进医药产业健康快速发展的重要机遇期。当前，信息技术的发展、人口老龄化、疾病谱改变、新发传染性疾病频发等，对药品安全提出了新的挑战。此外，医药产业日新月异的技术创新、供给侧改革倒逼制药产业更新换代、互联网+与人工智能对医药物流配送业的嵌入与融合

---

* 本章为作者承接中国食品药品国际交流中心“中国药品注册绩效评估与论程再造”课题的研究报告改写而成，感谢该中心的研究资助。

① 《药品注册管理办法》（2007 年局令第 28 号），国家食品药品监督管理总局官方网站（http：//www. sda. gov. cn/WS01/CL0053/24529. html）。

等新业态的出现，使得药品安全监管面临着更加严峻的挑战。基于此，实施药品注册管理绩效评估对于加强“十三五”期间的药品安全监管具有非常重要的基础性价值。

2. 人民群众对药品安全的需求日益提高，药品安全监管的地位更加重要

药品安全是重大的民生和公共安全问题，事关人民群众身体健康和社会和谐稳定。为进一步提高中国药品安全水平，维护人民群众健康权益，药品安全监管必须结合医药卫生体制改革，全面提高药品标准，进一步提高药品质量，完善药品监管体系，规范药品研制、生产、流通和使用，落实药品安全责任，确保人民群众用药安全。而药品注册管理作为药品准许上市的政策依据和关键环节显得尤为重要，它是所有药品监督管理的起点，是法定控制药品市场准入的前置性政策关口。

3. 研究建立科学的政府绩效评估体系，是强化政府治理能力，提升公共服务品质，建设服务型政府的重要手段

政府的绩效评估体系的构建关系到政府的治理水平以及政府运作效率。要实现和谐社会的目标，提高综合国力，满足人民群众对政府的治理能力与质量的要求，必须以提高政府绩效为前提，而政府绩效评估又对政府的治理能力、政府效率、形象重塑具有极大的推动作用。

20 世纪 80 年代中期以来，西方国家普遍实施了政府绩效评估。随着中国经济体制和政治体制改革的不断深化，政府绩效评估作为行政管理制度创新的突破口和有效管理工具，越来越受到重视。开展政府绩效评估，科学、合理地运用政府绩效评估的结果，对于降低行政成本、提高行政效能、提升市民对于政府公共服务的满意度、促进政府机构和公务员之间开展良性竞争、从而推动中国国家治理能力与体系的现代化都具有重要的促进作用。

4. 构建药品注册管理绩效评估体系，为客观评价中国药品注册管理体系，优化药品注册管理流程提供科学依据和方向

药品注册是一项事关重大公共利益的公共政策。虽然目前有一些专家学者曾经撰文评价中国药品注册体系，但这些评价基本上是在部

分个案的基础上得出的，不具有系统性和一般性。要系统总结这些经验与教训，客观评价现阶段中国药品注册体系的成就与存在问题，关键在于要制定出一套能够对现阶段乃至今后一段时期内中国药品注册体系的管理绩效进行评估的指标体系，从而能够既有效地总结药品注册的作用和功能，又为优化药品注册体系提供制度导向。

与此同时，从药品注册管理的流程分析，中国现阶段的药品注册管理流程中还存在一些不科学和不合理的地方，导致注册积压品种过多、负担过重、超期审评现象较多、技术审评部门承担了太多行政和经济部门的职责、注册资源配置不合理等问题。

因此，本章的目的是通过回顾中国药品注册管理的现状，客观分析影响中国药物创新水平的管理因素和社会因素，并借鉴发达国家药品注册绩效评估体系的经验与教训，总结出适应2020年小康社会、保证人民群众健康水平的药品注册绩效评估指标体系的总体目标、指标形成及来源、指标构建等内容，从而构建出一套既符合国际通行标准、又适合中国国情的药品注册管理绩效评估指标体系。

（二）已有的研究基础

1. 理论基础

（1）政府绩效评估的概念

关于政府绩效评估的理解，根据角度不同，可以分为四个方面，第一，从管理的角度强调绩效评估是政府管理的主要工具；第二，基于公共财政的视角，认为政府绩效评估能够对政府分配公共预算产生指导作用；第三，从公共服务的角度出发，强调政府绩效评估的功能和意义；第四，从企业绩效评估及西方国家政府绩效评估的理念与方法体系出发，强调政府绩效评估的综合性，涉及政府绩效评估的目标、过程以及功能等多个方面。如中国学者李彦峰认为，公共部门绩效评估是政府根据政府职能，运用特定的标准和指标，采取科学的方法对政府内部部门的工作状况作比较全面的综合判断。蔡立辉①认为，

① 蔡立辉：《政府绩效评估的理念与方法分析》，《中国人民大学学报》2002年第5期。

政府绩效评估就是根据政府管理的效率、能力、服务质量、公共责任和公众满意程度等方面的判断，对政府公共部门管理过程中投入、产出、成果所反映的效果进行评定并划分等级。

（2）发达国家政府绩效评估发展的新趋势

一是绩效评估逐步走向制度化、法制化。1993年7月，美国政府颁布了《政府绩效与结果法案》，规定“每个机构应提交年度绩效规划和报告”，财政预算与政府部门绩效挂钩。例如，1997年颁布的英国《地方政府法》规定，绩效评价制度已经成为英国地方政府的重要基本制度，绩效评估工作必须定期、固定和专业化地开展。

二是绩效评估的主体多元化。在政府绩效评估的过程中，不能仅仅由上级部门来主持，而是需要吸收政府的服务对象——公众、上下级部门、合作机构及同事等全方位的评估意见，即360度绩效评估，而非传统意义上的自上而下的绩效考核。

三是评估技术不断成熟，科学化程度提高。评估技术包括信息技术、量化技术，应针对不同部门采用不同的评估方式和方法、技术。

四是绩效管理评估的理念、方法和技术向世界各主要发达国家扩展，发达国家在政府管理中广泛实行了绩效评估的技术和方法。

2. 世界卫生组织指标体系的指引和借鉴

为使各国能对本国药物政策的实施效果和目标实现程度进行评价，方便国际比较，世界卫生组织出版了一系列用于国家药物政策或药品特定领域的评估指南和手册。用于评估的指标体系根据国家药物政策策略、过程或措施的改变和各个国家的实际情况而进行相应修订，主要评估指南如下。

第一，《医疗机构用药情况调查指南》①，该指南包括5个处方指标、5个患者关怀指标、2个医疗机构基本情况指标，主要用于调查医疗机构的合理用药情况，已经在各国得到广泛的应用。

---

① WHO，“How to investigate drug use in health facilities”，http：//apps. who. int/medicinedocs/en/d/Js2289e/.

第二，《国家药品政策监测指标使用指南》[①]，其指标以简单、客观和可信度高为准则，各国可根据本国情况对指标体系进行调整，包括31个基本情况指标、50个机构指标、38个过程指标和10个结果指标，但没有包含基本药物政策实施的指标。评估指标框架见表4－1。

表4－1　　WHO国家药物政策评估指标框架

指标体系的子系统	评估内容
国家基本情况指标体系	人口状况 经济状况 健康状况 卫生系统状况 人力资源 药事组织
结构和过程指标体系	立法与监管 基本药物选择与药品注册 公立医疗机构药品费用筹资与财政补助 公立医疗机构药品采购 公立医疗机构药品配送与物流 定价政策 药物信息与药物使用的继续教育
结果指标体系	基本药物可获得性 基本药物可及性 药品质量 合理用药

第三，《药品价格、可获得性、可负担性和价格组成要素测量指南》[②]，是WHO和国际健康行动机构（Health Action International，HAI）共同开发的一套用于调查药品价格、药品可获得性和可负担性

① WHO，“A practical manual－Indicators for monitoring national drug policies”，http：//apps. who. int/bookorders/anglais/detart1. jsp？ sesslan ＝ 1&codlan ＝ 1&codcol ＝ 93&codcch ＝ 2066.

② WHO/HAI，“Measuring medicine prices，availability，affordability and price components”，Second Edition，http：//www. who. int/medicines/areas/access/medicines_ prices08/en/index. html.

的方法，其中的标准疗程是以 WHO 的药品示范目录和英国国家目录（BNF）为基础制定的。

第四，《国家药品状况评估、监测和评价工具包》[①]。该指南把不同维度的指标又按照重要程度和应用范围分为 3 级：一级指标主要用于快速评价国家药品系统的结构和过程概况；二级指标主要用于系统评价国家药物政策的各项目标的完成程度，内容包括可及性、可负担性、合理用药情况等；三级指标主要针对国家药品形势的整体评估中发现的问题进行进一步评价[②]。

3. 相关领域监测体系研究状况

（1）有关食品药品机构绩效评估体系研究

赵广礼[③]提出加强卫生药品绩效审计，全面推进以经济性、效率性、效果性为重点的卫生药品绩效审计，提高财政资金和公共资源配置、使用、利用的经济性、效率性和效果性，深化医疗卫生体制改革。吴笛、孙国君、单伟光[④]通过建立药品注册管理政策效果评估的指标体系，提出了基于层次分析和模糊评价方法的政策评估模型，并运用该模型，对中国药品注册管理政策效果进行了评估。邹江[⑤]采用平衡计分卡这种新型的绩效考评工具，分析了药品检验系统绩效评估工作的经验和不足，为构建一套全新的、具有药品检验特色的绩效评估体系提出了参考意见。邱琼[⑥]分别从投入产出效果的角度、医药产业发展的角度、药品安全有效的角度分析了药品监管工作的绩效。陈麒骏、胡明等[⑦]介绍 WHO 推荐的国家药物政策绩效评估体系，旨在

---

① WHO，"Operational package for assessing，monitoring and evaluating country pharmaceutical situations"，http：//www. who. int/medicines/publications/WHO _ TCM _ 2007. 2/en/index. html.

② 陈麒骏、胡明、吴蓬等：《国家卫生政策绩效评估及 WHO 药物政策绩效评估体系研究》，《中国药房》2010 年第 4 期。

③ 赵广礼：《加强卫生药品绩效审计的几点思考》，《中国内部审计》2010 年第 3 期。

④ 吴笛、孙国君、单伟光：《药品注册管理政策效果评估》，《新西部》2010 年第 8 期。

⑤ 邹江：《药品检验工作绩效评估体系建设初探》，《中国药业》2010 年第 8 期。

⑥ 邱琼：《药品监管工作中的绩效问题探讨》，《中国食品药品监管》2006 年第 3 期。

⑦ 陈麒骏、胡明、吴蓬等：《国家卫生政策绩效评估及 WHO 药物政策绩效评估体系研究》，《中国药房》2010 年第 4 期。

为构建中国基本药物绩效评估制度和指标体系提供参考。陆琳、丁蕾等[①]运用平衡计分卡战略管理方法和德尔菲专家咨询方法，建立了有效评估药品供应保障体系改革效果的关键指标。

（2）有关卫生政策绩效评估的研究

Shekoufeh Nikfar，Abbas Kebriaeezadeh，Majdzadeh 用背景指标、结构指标和过程指标对伊朗的国家药物政策施行进行了评价。Zaheer，Ibrahim，Singh H. 用 WHO/HAI 药品价格调查方法对马来西亚 20 个医疗机构和 32 个零售药店基本药物的价格、可获得性和可负担性进行了研究。Kotwani A.，Ewen M.，Dey D.[②]运用 WHO/HAI 药品价格调查方法对印度的 6 个州的基本药物价格和可获得性进行了评价。

尹爱田等[③]从控制医药费用的角度出发，建立了用于医院的医药费用监测评价指标体系，为地方卫生行政部门在制定控制医药费用评价体系时提供参考。王倪等[④]在卫生管理科学机构（Management Science for Health，MSH）制定的《抗结核药品管理评价手册》基础上，结合中国的实际情况，建立了中国抗结核药品管理绩效评估指标。陈和利等[⑤]从农村药品使用和经营者的满意度出发，以公共管理绩效评估的“4E”理念为指导（即 economic 经济，efficiency 效率，effectiveness 效能，equity 公平），建立了专门的评估指标体系，并辅之以科学的评估方法体系、评估组织体系和评估制度体系，对江西省 42 个县

① 陆琳、丁蕾、赵明等：《建立健全药品供应保障体系改革效果评估指标体系的研究》，《上海交通大学学报》2011 年第 2 期。

② Kotwani A.，Ewen M.，Dey D.，et al.，“Prices&availability of common medicines at six sites in india using a standard methodology”，*Indian Journal of Medical Research*，2007.

③ 尹爱田、钱东福、间保华：《医药费用控制指标体系的确立及应用研究》，《中华医院管理杂志》2005 年第 9 期。

④ 王倪、马士文、赖枉基：《中国抗结核药品管理绩效评价指标的探讨》，《中国卫生质量管理》2006 年第 4 期。

⑤ 陈和利、王素珍、袁虹：《农村药品“两网”建设与农民用药安全的调查》，《中国卫生事业管理》2007 年第 5 期。

市的农村药品“两网”建设的成效进行了系统的评估。杜进林等[①]以Donabedia理论的“结构—过程—结果”为架构，用层次分析法和德尔菲法建立了新型农村合作医疗制度综合评估指标体系，并对河南、云南、江苏等6省36地区43个新型农村合作医疗试点县的绩效进行了评价。以上的这些卫生政策绩效评估研究中具体指标的设计、包括设计的方法和思路等，都对中国药品注册绩效制度评估具有一定借鉴和启发意义。

二　药品注册体系绩效评估总论：目标、指导思想与原则

（一）目标

本章通过制定出一套能够对现阶段乃至今后一段时期内中国药品注册体系的制度绩效进行评估的指标体系，从而促进中国药品注册管理的现代化水平，有效诊断和发现药品注册管理流程中出现的问题，对药品注册过程及其效果进行客观科学的评价，建立科学、高效、符合中国国情的药品注册管理制度，进而更好地保证公众用药安全有效，规范药品研制秩序，提高药品研制水平，推动中国药物创新，引导制药业健康发展。

本章所提出的绩效评估指标及其应用，其目的在于将评估结果为社会公众评价药品注册系统工作效率提供参考坐标，也为药品注册部门和系统奖励先进和典型提供科学依据，同时诊断和发现药品注册管理流程中存在的问题，并加以改进和优化，最后还可以为部门和员工教育培训工作提供支持。

（二）指导思想

由于本绩效评估指标体系及其应用过程关系到不同利益主体和执

① 杜进林、李颖琰、程学敏等：《新型农村合作医疗综合评价指标体系的应用》，《河南预防医学杂志》2007年第2期。

行主体，同时与各级相关部门的行政体系有关，因此，从系统工程的角度看，本评估指标体系在指导思想上应该兼顾以下几个方面。

1. 有利于促进中国药品注册管理体系的优化，在充分保证人民群众的用药安全的前提下，兼顾好注册质量与注册速度之间的平衡关系。

2. 有利于全面系统监测和了解相关利益主体在药品注册中的政策回应性，利益格局变化情况以及存在的问题，为药品注册流程的政策改进和调整提供决策依据。

3. 有利于继续优化药品注册资源的整合和运行。在目前药品注册人力、物力和时间资源非常有限的情况下，通过对药品注册绩效的评估，能够更好地整合有限的注册资源，提高药品注册的效率和质量。

4. 有利于药品注册管理的科学化。本评估指标应该有助于在药品注册工作方面实现四个转变：政府决策由定性决策向定量决策转变；指标功能由简单的统计向管理转变；技术审评部门工作落实情况由指标不明晰向指标清晰转变；各省市工作成绩由主要靠经验评估向科学的指标评估转变。

（三）原则

根据现有工作基础和现实情况，为切实做到评估指标“有用”并“管用”，统计方法可操作，数据可获得，本书提出几个指标构建原则如下。

1. 在借鉴国际经验的同时，根据国情修改和补充指标体系的构成。

2. 根据现有药品注册框架、流程和管理重点，强化对省级有关部门在注册过程中的职能评估，并强化省际的可比较性。

3. 基于现有管理基础和条件，设计指标的数据采集通过验证可以获得，具有可操作性。

4. 按照成本效益原则，指标尽量“少而精”，将成本降到最低，将指标的优化管理功能尽量挖掘出来。

三 如何构造和研发指标体系

从管理科学研究方法论的角度分析，组织绩效指标体系反映了特定评估组织运行的产出与效率状况。要构造一个绩效评估指标体系，就是要构造一个系统，而系统的构造一般包括系统元素的配置和系统结构的安排两个方面。在综合评估指标体系这一系统中，单个指标都是系统元素，而各指标之间的相互关系则是系统结构。

本评估指标体系在构建的过程中，在对比其他发达国家评估指标体系的基础上，综合运用了综合法、分析法、交叉法、属性分组法等方法，并借鉴了德尔菲模型、层次分析模型，对创新后的指标体系进行了重构，具体体现在以下两个方面。

1. 运用分析法和交叉法，将评估指标体系的度量对象和度量目标划分成五种不同类型的指标分体系，每个指标分体系又通过二维或者三维等多维交叉的方式，推导出一系列可以获得的数据指标。

2. 通过运用面谈、信函、电话等方式征询专家学者对于指标体系的建议，并进行相应的关系调整，同时借鉴层次分析模型（analytic hierarchy process，AHP）的理念，根据药品注册多目标评价问题的性质和总的目标，把其政策问题本身按层次进行分解，构成一个由下而上的递阶层次结构，形成最后的有机指标体系。

本章按照时间序列经历了几个阶段。第一，文献分析阶段。通过文献法总结分析国内和国外药品注册评估体系的基本概况、政策设计和实施效果，以此作为研究和构建中国基本药品监测指标体系的基础。第二，案例分析阶段。通过国内外典型案例分析，客观理性分析中国现实及国际经验的可借鉴性和适用性，将国际经验融入中国特色的体系设计之中。第三，概念框架构建阶段。通过逻辑推导、头脑风暴、小组会议等方法构建指标体系框架，设计出初步指标体系构成。第四，专家咨询和深度访谈阶段。在初步指标构建基础上，采取德尔斐法（Delphi Method），在统一的背景资料和调研大纲指引下，提请被访者对指标体系和具体内容进行修改补充和完善。第五，模拟实验和实地调研阶段。通过将监测指标转化为调查表，来验证并优化指标，以测试指标之间的完整性和关联性。同时，选择相应地区和机构进行实地调研，通过座谈会和试填调查表的方式来验证和优化监测指标，以保障指标的可操作性和可获得性，补充完善整体指标体系。第六，改进阶段。在此基础上，通过座谈会和逻辑梳理等方法不断改进和完善整体报告。

四　指标体系的主要内容

为考核药监注册系统的整体绩效，选取足以反映考核对象的本质特征和行为构建指标，本绩效评估运用关键绩效指标法设定指标体系。

（一）关键绩效指标法简介

1. 定义和原则

关键绩效指标法（Key Performance Indicator，KPI），也叫关键点特征选择法。它把对绩效的评估简化为对几个关键指标的考核，将关键指标当作评估标准，把员工的绩效与关键指标做出比较。关键绩效指标的确定，是在工作分析的基础上，以可以定量化或行为化的岗位职责的核心部分作为考核指标。

关键绩效指标法符合“二八原理”：80%的工作任务由20%的关键行为完成。抓住了20%的关键行为，对之进行分析和衡量，就抓住了绩效考核的重心。

其中关键指标必须符合SMART原则：具体性（Specific）、可测量性（Measurable）、可达性（Attainable）、现实性（Realistic）、时限性（Time－based）。

2. KPI的性能要求

增值性：清晰描述绩效考核对象的增值工作产出。

产出指标化和指标标准化：对每一项工作产出提取绩效指标和标准。

等级性：区分各项增值产出的相对重要性等级。

可追踪性：实际绩效水平具有可追踪性。

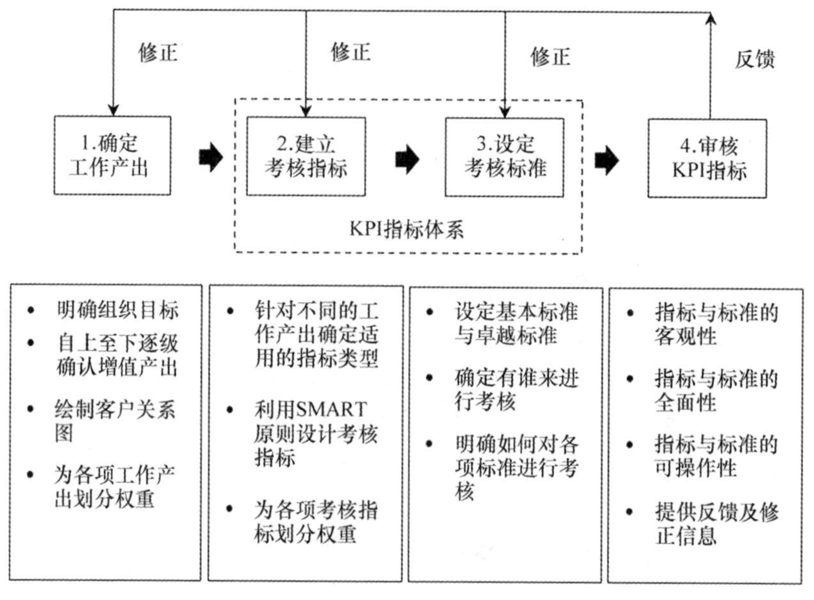

图 4－1　基于关键绩效指标法的指标构建示意图

3. KPI 体系基本特征

关键绩效指标是对组织运作过程中关键成功要素的提炼和归纳。一般有如下特征。

（1）系统性

关键绩效指标是一个系统。组织、部门、班组有各自独立的 KPI，但是必须由组织远景、战略、整体效益展开。

（2）可控与可管理性

绩效考核指标的设计是基于组织的发展战略与流程，而非岗位的功能。

（3）价值牵引和导向性

关键绩效指标都带有非常强的价值导向，能够将组织所关注的绩效和文化内涵体现在其中，内部成员的绩效链最终体现在为外部客户的价值服务上。

（二）指标体系的构建

在借鉴其他发达国家药品注册绩效评估指标体系的基础上，综合运用以上的方法和模型，我们最后形成了以下几个方面的指标体系。

1. 宏观指标体系

宏观指标体系主要包括国家药品注册政策和立法部分，例如药品注册法规条例的制订颁布情况、药品注册的国家标准和研究指导原则制定情况、药品注册国际合作和交流开展情况等，主要目的是测量药品注册的法制化、规范化、国际化以及管理制度化的水平。

2. 国家食药监总局药品化妆品注册管理司及其内设部门的药品注册绩效和管理指标体系

其中对药品化妆品注册管理司绩效评估的指标体系包括药包材和容器注册、非处方药物目录制定、药物非临床研究和临床试验质量管理规范管理、药品注册现场核查工作的组织、指导和监督医疗机构配制制剂的注册和调节审批情况、药品进口管理、中药品种保护制度的组织实施情况、中药饮片炮制规范的拟订情况这八个部分在完成时限、效率、质量等方面的测量指标。而对其内设部门的评估指标则遵循其部门设置的体例，分别对综合处、中药民族药处、生物制品处和研究监督处进行部门评估。

3. 国家药品审评中心及其下属机构的药品注册绩效和管理指标体系

其中包括基本要求、药品临床试验（新药临床试验、新药生产、新药监测）、仿制药的申报与审批、进口药品注册及再注册、补充申请、药品注册检验六个部分在完成时限、效率、质量等方面的测量指标。

4. 省级药监部门及其下属机构的药品注册绩效和管理指标体系

其中包括基本要求、药品临床试验（新药临床试验、新药生产、新药监测）、仿制药的申报与审批、进口药品注册、补充申请、药品再注册、药品注册检验七个部分在完成时限、效率、质量等方面的测量指标。

5. 相关利益主体及社会公众对药品注册绩效和管理的满意度指标体系

其中包括药品生产企业、流通企业、医疗机构、药品消费者、一般社会公众对药品注册绩效和管理进行满意度指标监测，通过层层监测，对药品注册管理链条进行逐级反馈，对整体实施情况进行总体反馈。

在对药品注册绩效和管理的评估实践过程中，本章的五大评估指标体系将可以直接组合并应用于以下四大评估体系及其过程中（见表4－2）。此外，所有的评估指标的形成与设计，都严格遵循了绩效标准设立的SMART五项原则，即具体性（Specific）、可测量性（Measurable）、可达性（Attainable）、现实性（Realistic）和时限性（Time－based）。

表4－2 **四大评估体系及其评估过程**

评估体系名称	评估主体	评估对象	评估指标组成
社会第三方对国家药品注册体系整体绩效的评估体系	第三方机构	整个药品注册体系	指标体系1—5
国家食药监总局内设机构药品注册绩效评估体系	国家食药监总局药品化妆品注册管理司	药品化妆品注册管理司内部各处室	指标体系2、5
国家药品审评中心药品注册绩效评估体系	国家食药监总局药品化妆品注册管理司	国家药品审评中心	指标体系3、5
省级药监部门药品注册绩效评估体系	国家食药监总局药品化妆品注册管理司	各省级药监部门及下设机构	指标体系4、5

（三）药品注册绩效评估体系的流程评估过程设计

根据现行2007年版的《药品注册管理办法》，中国主要的药品注册流程包括新药临床、新药生产、仿制药生产、进口药临床、进口药生产、补充申请以及再注册等不同类型的注册流程，过程的相关主体涉及国家食品药品监督管理总局、国家药品审评中心、中国食品药品检定研究院、国家药品认证中心、省级食药局、省级药检所、省级药品认证中心等多个部门，当然最为核心的作用和主体还是国家药品审评中心。为此，我们在设计药品注册绩效体系的流程评估过程指标时，分成药品注册整体流程（总体）以及药审中心审评流程（核心）两大部分来进行。

在针对药品注册整体流程的绩效评估指标设计方面，我们根据以上不同类型的注册流程，分别制订了以下相区别的投入、过程和产出三套评估指标体系。

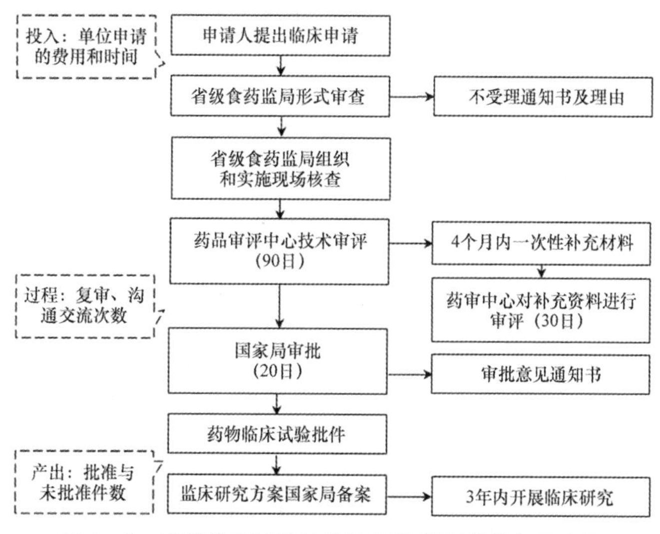

图4－2 新药临床试验注册流程绩效评估指标示意图

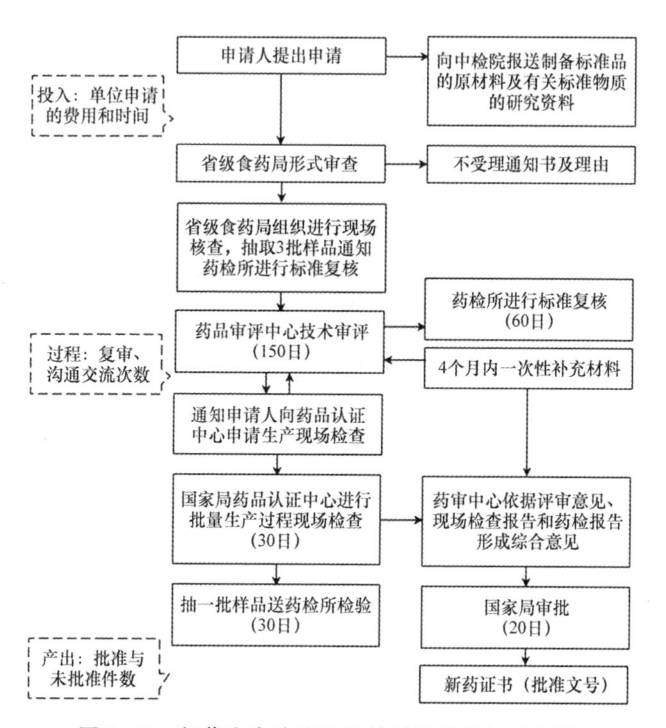

图4－3 新药生产注册流程绩效评估指标示意图

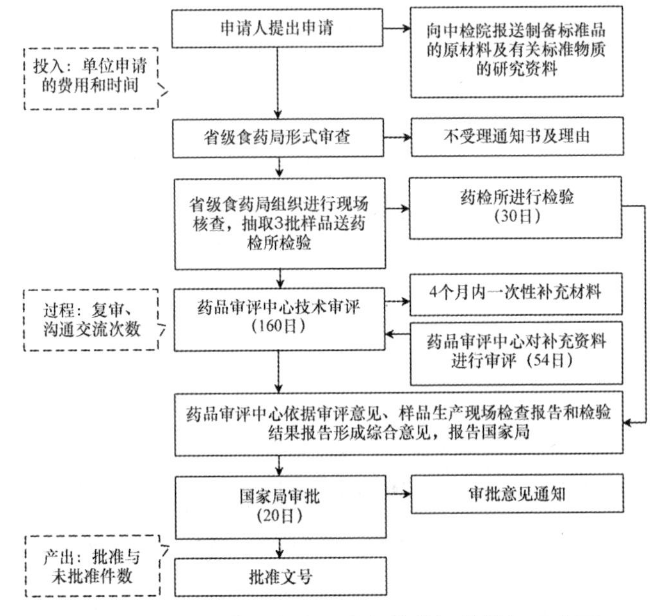

图4－4 仿制药生产注册流程绩效评估指标示意图

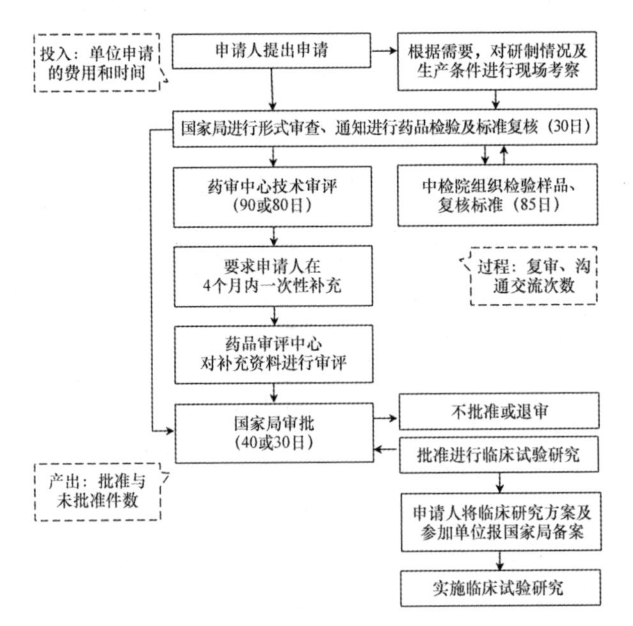

图4－5 进口药临床研究注册流程绩效评估指标示意图

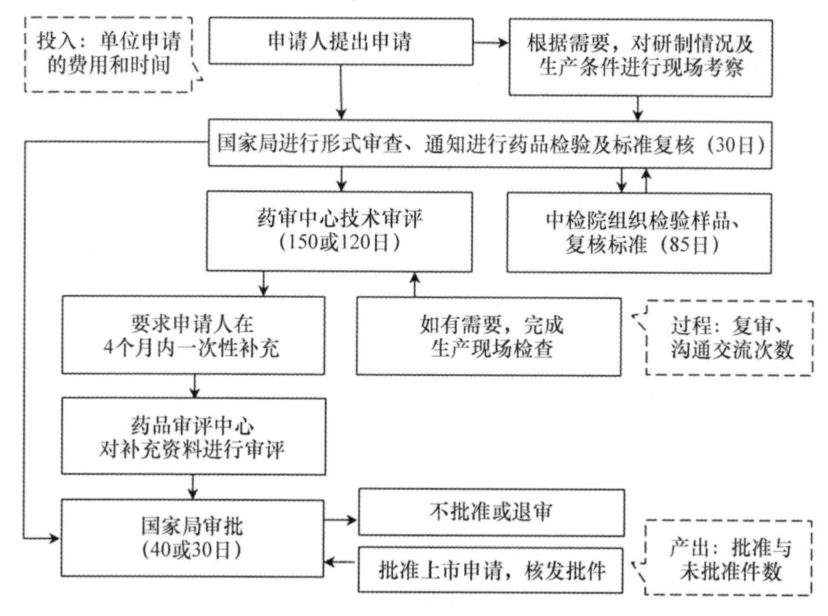

图4－6　进口药生产注册流程绩效评估指标示意图

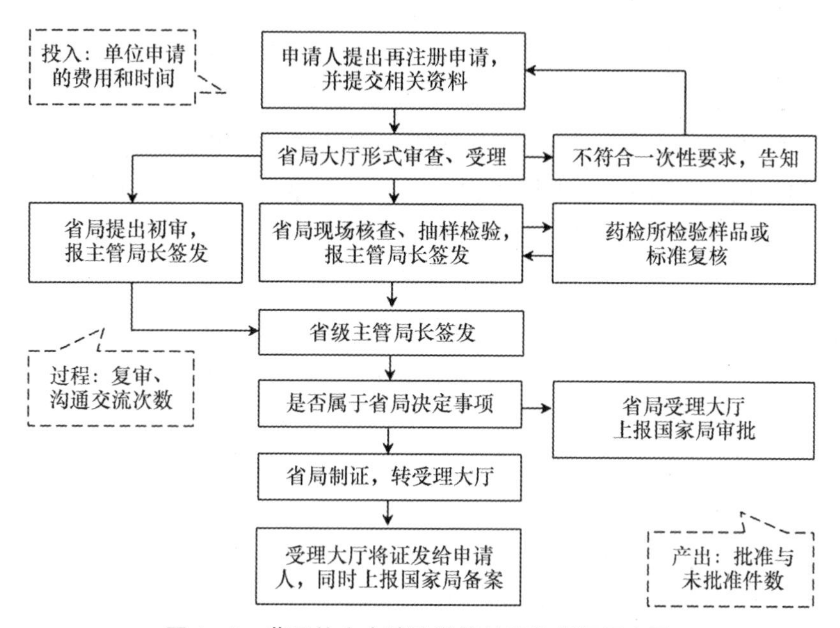

图4－7　药品补充申请流程绩效评估指标示意图

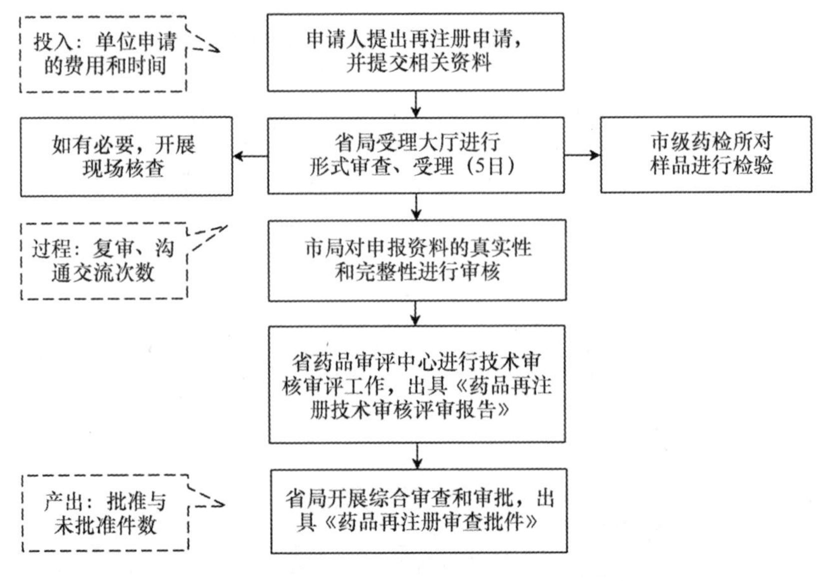

图 4-8　药品再注册流程绩效评估指标示意图

同时，为保证公众用药安全、促进公众健康，不断完善药品技术审评科学化、规范化和法制化建设，根据国家有关法规和规范性文件的规定，国家食品药品监督管理总局药品审评中心制定药品注册技术审评程序，分为多专业平行审评程序、单专业审评程序、序贯审评程序和简化审评程序①。根据药物研发一般规律，不同类型审评任务采用相应的审评程序。为了更加立体和直观地测量出药品注册流程中各个关键点的绩效状况，同时根据不同的审评程序采用不同的绩效测量流程，为此我们将以上的评估指标体系以更加直观的方式应用到不同的药品注册流程过程中，以便更加富于针对性和操作性。

1. 多专业平行审评程序

根据现行的2007年版《药品注册管理办法》规定，新药申请，是指未曾在中国境内上市销售的药品的注册申请。对已上市药品改变剂型、改变给药途径、增加新适应症的药品注册按照新药申请的程序申报。

① 《药品技术审评原则和程序》，国家药品审评中心官方网站（http：//www. cde. org. cn/news. do？ method = largeInfo&id = 312103）。

新药临床试验申请和新药生产上市注册申请采用多专业平行审评程序（程序的流程图见图4－9所示）。

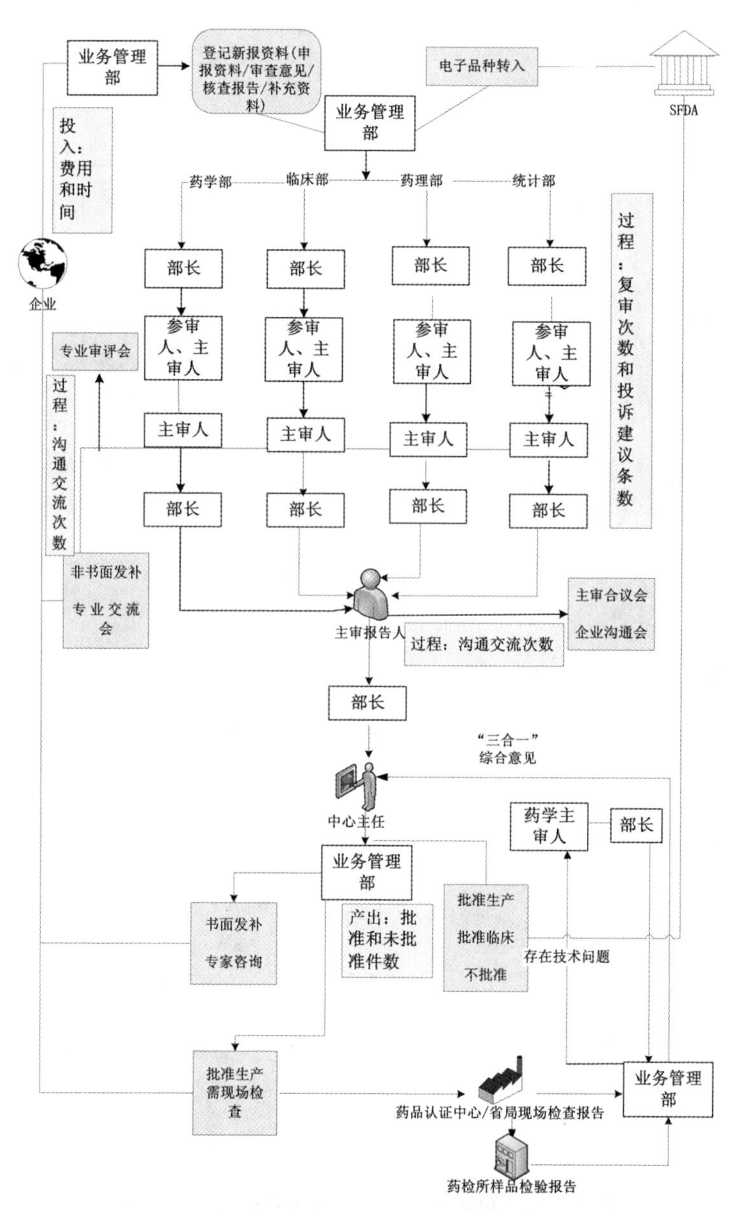

图4－9　多专业平行审评程序绩效评估指标示意图

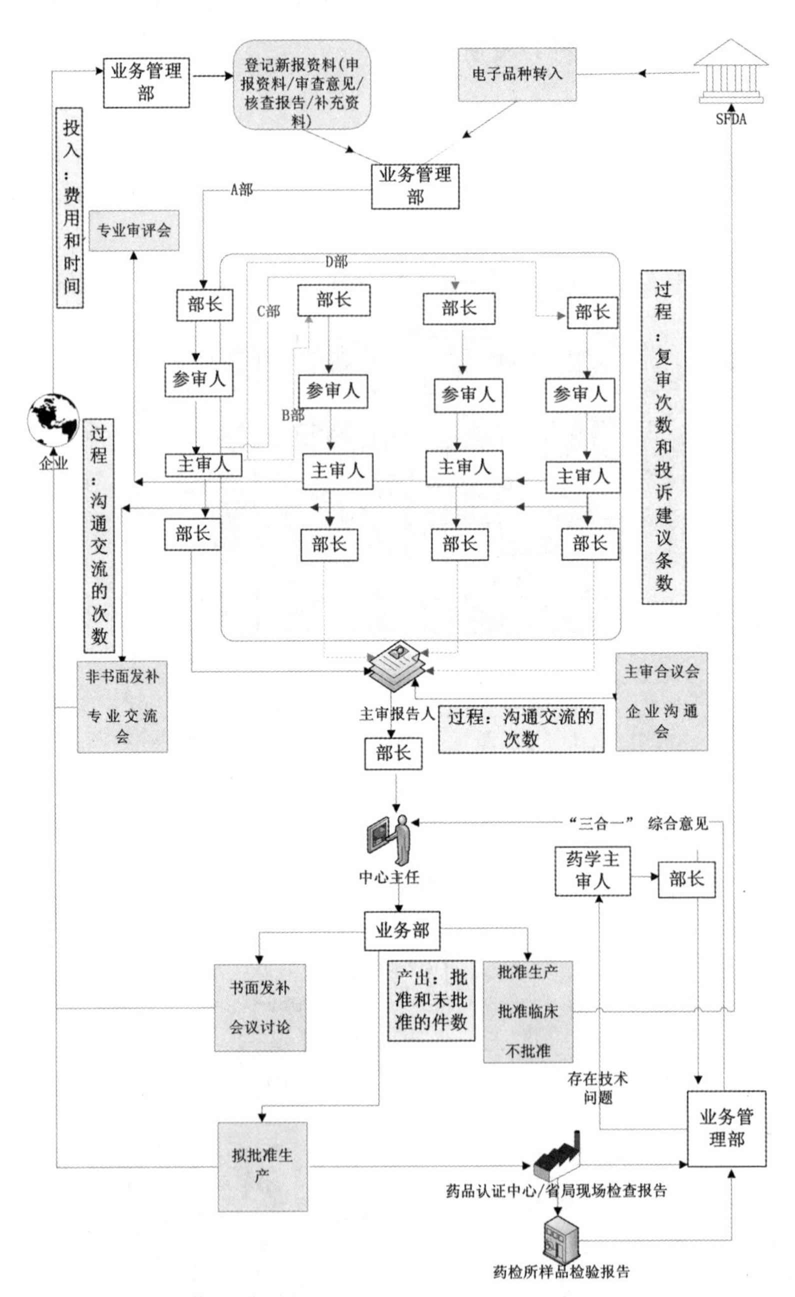

图4-10 单专业审评程序绩效评估指标示意图

在《国家药品审评中心及其下属机构的药品注册绩效和管理指标体系》（指标体系 3）中，新药申报与审评二级指标新药临床和新药生产下设的三级指标都分为投入、过程和产出三类，包括中药天然药物、化学药品、生物制品、体外诊断试剂和辅料 5 种新药，其中投入指标的操作变量为上述 5 类药物的平均费用和平均时间；过程指标的操作变量包括复审次数、投诉建议条数和沟通交流次数；产出过程指标的操作变量包括批准或未批准的件数。

2. 单专业审评程序

仿制药申请，是指生产国家食品药品监督管理总局已批准上市的已有国家标准的药品的注册申请，但是生物制品按照新药申请的程序申报。仿制药注册申请应根据其与被仿品种的一致性和可控性进行综合评价。

化学仿制药注册申请一般采用一个部门单专业审评程序。补充申请根据其变更类型也可采用单专业审评程序（程序流程图如图 4 - 10 所示）。

在《国家药品审评中心及其下属机构的药品注册绩效和管理指标体系》（指标体系 3）中，仿制药的申报与审批三级指标同样分为投入、过程和产出三类，包括中药天然药物、化学药品、生物制品、体外诊断试剂和辅料 5 类仿制新药，其中投入指标的操作变量为上述 5 种药物的平均费用和平均时间；过程指标的操作变量包括复审次数、投诉建议条数和沟通交流次数；产出过程指标的操作变量包括批准或未批准的件数。

3. 简化审评程序

补充申请，是指新药申请、仿制药申请或者进口药品申请经批准后，改变、增加或者取消原批准事项或者内容的注册申请。补充申请根据其变更类型可采用单专业审评程序及简化审评程序（程序流程图如图 4 - 11 所示）。

在《国家药品审评中心及其下属机构的药品注册绩效和管理指标体系》（指标体系 3）中，其三级指标补充申请同样分为投入、过程和产出三类，包括中药天然药物、化学药品、生物制品、体外诊断试剂和辅料 5 种仿制新药，其中投入指标的操作变量为上述 5 种药物的平均费用和平均时间；过程指标的操作变量包括复审次数、投诉建议条数和沟通交流次数；产出过程指标的操作变量包括批准或未批准的件数。

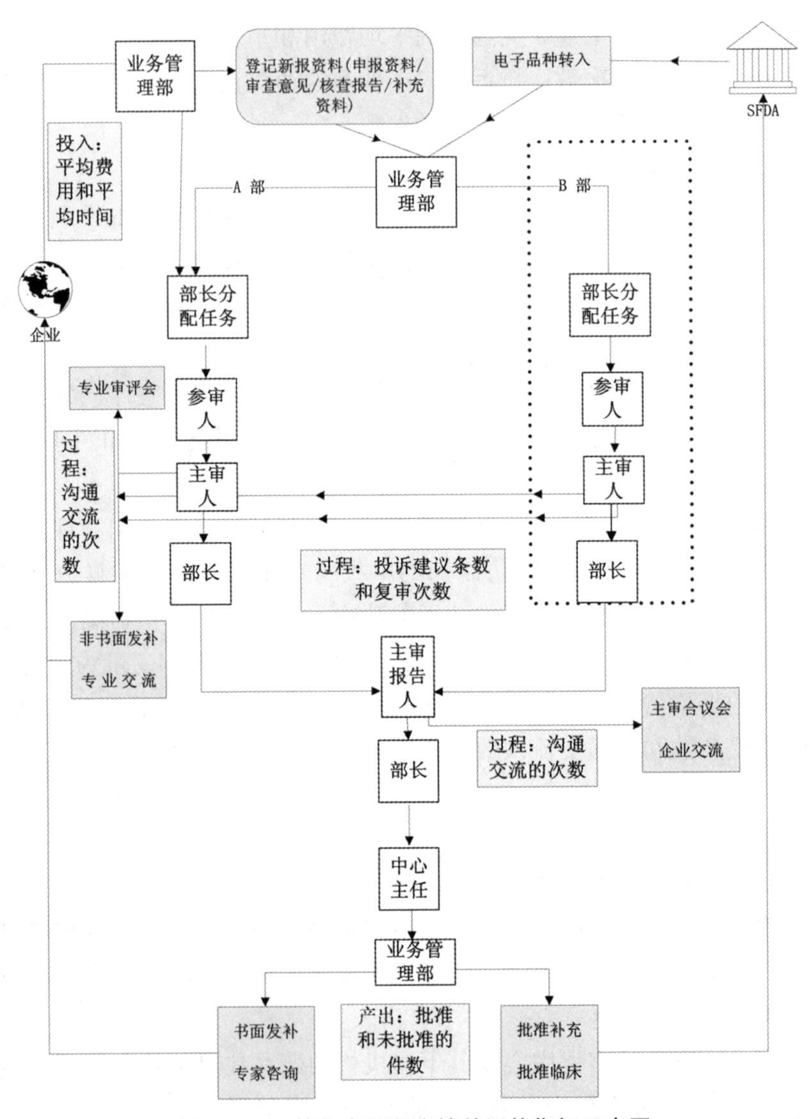

图 4－11　简化审评程序绩效评估指标示意图

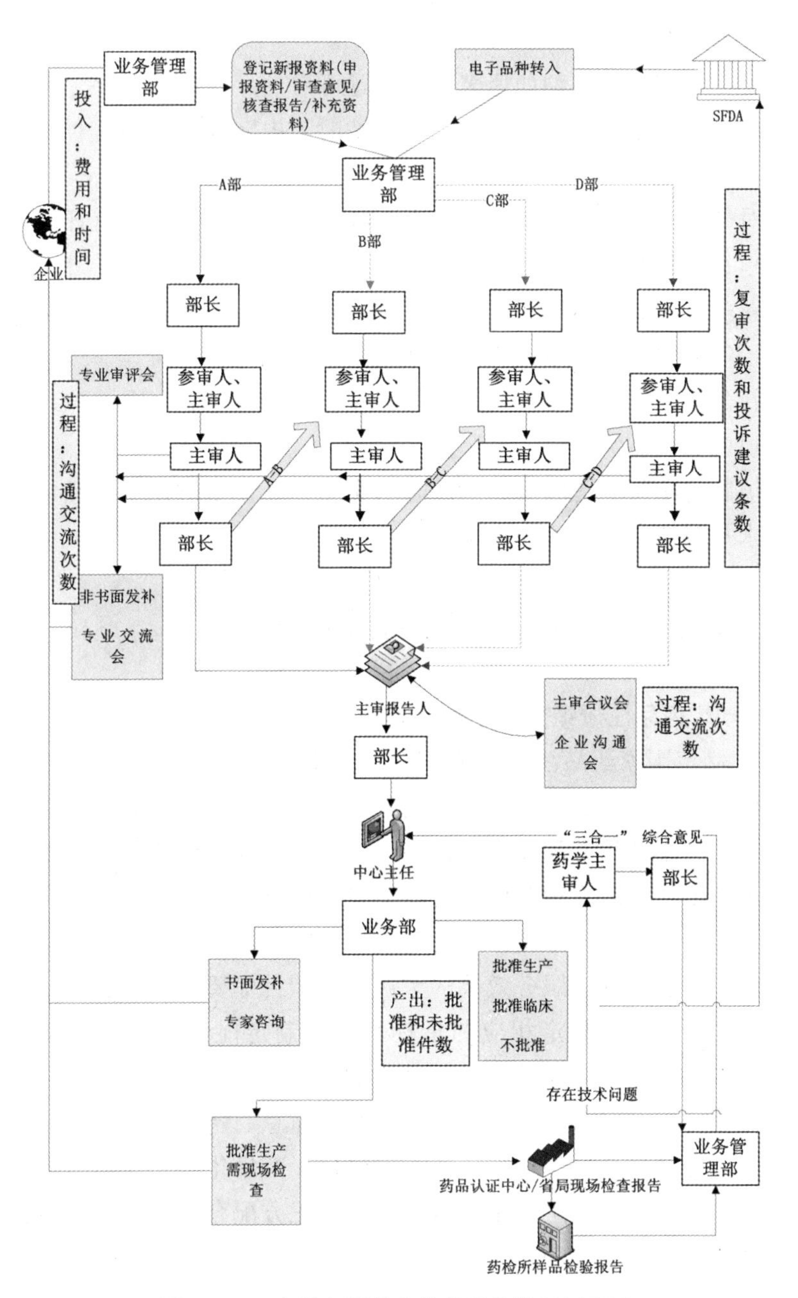

图4-12　序贯审评程序绩效评估指标示意图

4. 序贯审评程序

单专业审评的品种如遇多专业问题可启动序贯审评程序。采用序贯审评程序的审评任务也应在其规定的时限内完成（程序流程图如图4-12所示）。

对于注册流程的绩效评估而言，各类审评任务的目标审评时间是评价审评质量和效率的重要指标体系。

新药临床试验申请的目标审评时间应根据药物创新的客观要求和风险控制的应对能力予以确定，并不断改进工作、提高效率①。

新药生产上市注册申请的目标审评时间应与满足公众获取最新治疗手段的需求相符合。

仿制药注册申请的目标审评时间应与满足公众对该类药品可及性的需求相符合。

五 如何采集指标数据

（一）药品注册绩效评估的工作安排

1. 制定国家药品注册系统绩效管理目标任务

根据《中华人民共和国药品管理法》和《药品注册管理办法》的要求，为不断提升药品注册系统工作人员的综合素质，努力增强责任意识、依法行政意识和服务意识，忠实履行药品监管职责，全力为保障人民群众用药安全提供坚实的组织保障和人才支持，本着提高管理效能、履职效率、服务效果的考评原则和目标要求，结合药品注册系统工作的实际，制定相应的指标体系，制定能够体现部门职能职责、反映当年部门工作绩效的关键业绩评估指标。

绩效目标设定由国家食品药品监督管理总局药品化妆品注册管理司牵头，各省局药品注册部门及下设机构、药品化妆品注册管理司各部各处室、国家药品审评中心以及社会第三方配合参与，在充分征求各方意见基础上拟定药品注册系统绩效管理工作方案。

---

① 《药品技术审评原则和程序》，国家药品审评中心官方网站（http：//www.cde.org.cn/news.do？method=largeInfo&id=312103）。

2. 落实责任分解

(1) 对设定的绩效目标进行细化分解

药品化妆品注册管理司各部各处室、国家药品审评中心、各省局药品注册部门及下设机构要根据本单位、本处室的职能职责和绩效目标任务，对工作目标进一步细化分解，按岗位分工责任到人，明确要求，落实责任，形成具体的目标分解体系和责任落实体系。

(2) 建立健全绩效目标责任督查和考核机制

药品化妆品注册管理司各部各处室、国家药品审评中心、各省局药品注册部门及下设机构主要负责人为本单位、本处室绩效管理和绩效评估工作第一责任人，具体负责本单位、处室的绩效管理和绩效评估的实施工作。

3. 加强过程监控

(1) 建立绩效管理定期汇报分析制度

药品化妆品注册管理司各部各处室、国家药品审评中心、各省局药品注册部门及下设机构要高度重视绩效管理，要根据各项目标的质量和时间要求，定期开展绩效分析，及时发现存在问题，研究制定解决的办法和措施，要跟踪检查绩效目标完成情况，对于不能按时保质完成的，要加强督办，逐项抓好落实，并定期向国家食品药品监督管理总局药品化妆品注册管理司报告工作落实情况，确保绩效目标实现。

(2) 要加强跟踪督导督办

国家食品药品监督管理总局药品化妆品注册管理司跟踪检查绩效目标完成情况，督促责任单位和处室逐项抓好落实，同时，认真做好每季度的工作进度检查、每半年的绩效分析和年终绩效总结，对机关各责任处室责任人员履行年度和阶段性工作职责及完成工作任务情况进行明察暗访、抽查核验，查核绩效评估的真实性。

(二) 调查对象、抽样框设计及分层

由于药品注册各环节中的评估对象和内容各不相同，抽样调查的对象、抽样框设计及分层将分别讨论。

1. 国家食品药品监督管理总局内设机构药品注册绩效评估

国家食品药品监督管理总局内设机构药品注册绩效评估体系，其

评估主体是国家食品药品监督管理总局药品化妆品注册管理司，评估对象是药品化妆品注册管理司内部各处室，包括综合处、中药民族药处、化学药品处、生物制品处和研究监督处，调查内容涉及药包材和容器注册、药用辅料注册、非处方药物目录制定、药物非临床研究和临床试验质量管理规范管理、药品注册现场核查工作的组织、指导和监督医疗机构配制制剂的注册审批情况、中药饮片炮制规范的拟订情况等。为了更好、更具代表性地获取数据，本考核将同时采用针对性抽样和简单随机抽样相结合的方式获取样本数据，特别是针对性抽样，将依据每年重点领域和品种进行有目的性抽样获取相关数据，以进行有目的性地绩效改进。

（1）药包材和容器：抽样框一

抽样内容包括把Ⅰ类药包材和容器行政审批每件的费用和所需时间进行加总算出平均每件的审批费用和时间；Ⅰ类药包材和容器行政审批复审次数和投诉数量；颁发或重新核发《药包材注册证书》的件数。

（2）药用辅料：抽样框二

抽样内容包括把药用辅料行政审批每件的费用和所需时间进行加总算出平均每件的审批费用和时间；药用辅料行政审批复审数量和投诉数量；药用辅料注册通过的件数和再注册通过的件数。

（3）非处方药物目录：抽样框三

抽样内容包括把非处方药物目录更新所需的费用和时间进行加总算出目录更新的平均费用和时间；非处方药物目录更新的复审数量和投诉数量；非处方药物目录更新次数和更新品种的数量。

（4）药物非临床研究和临床试验质量管理规范：抽样框四

抽样内容包括把药物非临床研究质量管理规范每次制定和更新所需的费用和时间以及药物临床研究质量管理规范每次制定和更新所需的费用和时间进行加总算出平均制定和更新的费用和时间；药物非临床研究质量管理规范制定和更新所收到的建议和投诉条数以及药物临床研究质量管理规范制定和更新所收到的建议和投诉条数；药物非临床研究质量管理规范和临床研究质量管理规范制定的

数量、更新的数量[1]。

（5）药品注册现场核查工作的组织：抽样框五

抽样内容包括把药品注册现场核查每家企业费用、出动人员数和时间进行加总算出核查平均每家企业的费用、出动人员数和时间；药品注册现场核查收到的复审次数和投诉条数；药品注册现场核查发现的问题与不足、提出的整改建议和措施。

（6）指导和监督医疗机构配制制剂的注册审批情况：抽样框六

抽样内容包括把指导和监督制剂注册每家医疗机构的费用、出动人员数和时间进行加总算出核查平均每家企业的费用、出动人员数和时间；指导和监督制剂注册收到的复审次数和投诉建议数；指导和监督制剂注册发现的问题与不足、整改建议和措施。

（7）中药饮片炮制规范的拟订情况：抽样框七

抽样内容包括把中药饮片炮制规范拟订和更新所需费用和时间进行加总算出平均所需费用和时间；中药饮片炮制拟订和更新所收到的建议和投诉条数；中药饮片炮制规范拟订的数量和更新的数量。

2. 国家药品审评中心药品注册绩效评估

国家药品审评中心药品注册绩效评估体系其评估主体是国家食品药品监督管理总局药品化妆品注册管理司，评估对象是国家药品审评中心，调查内容涉及新药的申报与审评（抽样框一）、仿制药的申报与审批（抽样框二）、进口药品注册及再注册（抽样框三）和药品注册检验（抽样框四）。

在每个抽样框中，下设的三级指标中都分为投入、过程和产出三类指标，在新药注册、仿制药注册、进口药注册和药品注册检验各注册流程中，中药天然药物、化学药品、生物制品、体外诊断试剂和辅料作为注册对象，其投入指标的操作变量为上述5种药物的平均费用和平均时间，其中，可以运用分层抽样的方法对成功注册的药品和未成功通过的药品的费用和时间进行评估；过程指标的操作变量包括复审次数、投诉建议条数和沟通交流次数；产出过程指标的操作变量包

---

① 《药物非临床研究质量管理规范》（局令第2号），国家食品药品监督管理总局官方网站（http：//www. sda. gov. cn/WS01/CL0053/24472. html）。

括批准或未批准的件数。

3. 省级药监部门药品注册绩效评估

省级药监部门药品注册绩效评估体系，其评估主体为国家食品药品监督管理总局药品化妆品注册管理司，评估对象为各省级药监部门及下设机构，调查的内容涉及新药的申报与审评、仿制药的申报与审批、进口药品注册、药品再注册。为了更好、更具代表性地获取数据，本评估将同时采用针对性抽样和简单随机抽样相结合的方式获取样本数据，特别是针对性抽样，将依据每年重点领域和品种进行有目的性抽样获取相关数据，以进行有目的性地绩效改进。

（1）新药的申报与审评：抽样框一

抽样内容包括在新药临床和新药生产中对中药天然药物、化学药品、生物制品、体外诊断、辅料的形式审查和现场核查的平均费用和时间、复审次数和投诉建议条数、送审和未送审的件数，在补充申请中上述5类药物或材料的平均费用和平均时间、复审次数投诉建议条数和沟通交流次数、批准或未批准和送审或未送审的件数，在新药监测中上述5种药物或材料的复审次数投诉、建议条数和沟通交流次数，质量问题、个数不良次数和整改措施条数。

（2）仿制药的申报与审批：抽样框二

抽样内容包括对作为仿制药申报的中药天然药物、化学药品、生物制品、体外诊断、辅料的形式审查和现场核查的平均费用和时间、复审次数和投诉建议条数、批准或未批准送审或未送审的件数。

（3）进口药品注册：抽样框三

抽样内容包括作为进口药申报的中药天然药物、化学药品、生物制品、体外诊断、辅料注册的平均费用和时间、复审次数投诉建议条数和沟通次数、送审和未送审的件数。

（4）药品再注册：抽样框四

抽样内容包括中药天然药物、化学药品、生物制品、体外诊断、辅料药品再注册的平均费用和时间、复审次数投诉建议条数和沟通次数、批准和未批准的件数。

4. 社会第三方对国家药品注册体系整体绩效的评估

社会第三方对国家药品注册体系整体绩效的评估体系，其评估对象为整个药品注册体系，评估主体包括药品注册申请企业、医疗机构、药品临床试验机构、药品消费者等第三方机构，调查形式采取问卷调查的方式，主要通过函寄送达、面访等方式进行，调查内容涉及药品注册过程中费用、时间和质量的满意度。

（1）药品生产企业：抽样框一

抽样内容包括对中药天然药物、化学药品、生物制品、体外诊断、辅料注册的费用、质量和时间的满意度调查，从最不满意到最满意分为1—5个等级。因药品生产企业数量过多，总体容量过大，建议采用简单随机抽样对不同药物品种的生产厂家进行抽样来获取调查样本。

（2）医疗机构：抽样框二

抽样内容包括对医疗机构的配置试剂注册审批的申报、审批、调剂使用、补充申请和再注册的费用、时间和质量的满意度调查，从最不满意到最满意分为1—5个等级。因医疗机构数量过多，总体容量过大，建议采用简单随机抽样对不同药品品种的医疗机构进行抽样来获取调查样本。

（3）药品临床试验机构：抽样框三

抽样内容包括对药品临床试验机构中机构的资质许可和新药临床试验三级指标下设的中药天然药物、化学药品、生物制品、体外诊断、辅料注册的费用、质量和时间的满意度调查，从最不满意到最满意分为1—5个等级。因药品临床试验机构数量过多，总体容量过大，建议采用简单随机抽样对不同药品品种的临床机构进行抽样来获取调查样本。

（4）药品消费者：抽样框四

抽样内容包括药品消费者对中药天然药物、化学药品、生物制品、体外诊断、辅料注册的费用、质量和时间的满意度调查，从最不满意到最满意分为1—5个等级。因药品消费者群体庞大，总体容量过大，建议采用目的抽样对不同药品品种的使用患者进行抽样来获取调查样本。

（三）绩效评估的方法和程序

由于药品注册各环节中的评估对象和内容各不相同，下面将分别讨论。

1. 国家食品药品监督管理总局内设机构、国家药品审评中心和省级药监部门药品注册绩效评估

评估的方法和程序如下。

（1）自我评价

国家食品药品监督管理总局内设机构、国家药品审评中心和省级药监部门对照绩效评估标准，进行自查自评，进行自我评价，计算自评分数，并形成书面自评报告。

（2）考核评价

①非现场考核。依据相应的指标体系对国家食品药品监督管理总局内设机构、国家药品审评中心和省级药监部门药品注册所有绩效评估项目的评定及提供的有关数据进行评价。

②现场考核。现场考核方式包括听取汇报：听取国家食品药品监督管理总局内设机构、国家药品审评中心和省级药监部门评估期间内整体工作情况的汇报；检查项目：主要查看国家食品药品监督管理总局内设机构、国家药品审评中心和省级药监部门完成各项工作任务情况，查看文档、案卷和相关登记表册，查看制度落实情况；实地检查：检查组随机抽取国家食品药品监督管理总局内设机构、国家药品审评中心和省级药监部门药品注册管理情况进行检查评估；征求意见：按照绩效评估的内容征求有关单位的意见；综合评价：绩效评估小组根据民主测评、实地检查等情况，进行汇总、评分。绩效评估小组将评估情况向国家食品药品监督管理总局药品化妆品注册管理司绩效评估领导小组汇报。

2. 社会第三方对国家药品注册体系整体绩效的评估

第三方评价主体包括药品注册申请企业、医疗机构、药品临床试验机构、药品消费者等第三方机构，调查形式采取问卷调查的方式，发放调查表、测评表、互评表了解情况，主要通过函寄送达、面访、开辟网上考评专栏、组织网上评议等方式进行，调查内容涉及药品注册过程中费用、时间和质量的满意度。

（四）二手数据和抽样操作

1. 二手数据介绍

二手数据（secondary data）是相对于一手数据或原始数据而言，一手数据是指首次亲自收集并经过编排、加工处理的数据，二手数据是为某些目的而不是眼前的问题所收集的数据。二手数据包括商业和政府机构、营销研究公司和计算机数据库提供的信息。二手数据可以提供经济、快捷的背景信息，有助于迅速解决调研人员面临的问题，可以节省时间、降低成本；有助于调研人员了解如何去接近调研对象，了解调研对象在市场所处的位置，并以此作为同其他数据比较的基础。

2. 简单随机抽样和分层抽样的方法介绍

（1）简单随机抽样

从总体中选择出抽样单位，从总体中抽取的每个可能样本均有同等被抽中的概率，那些在总体中与随机数码吻合的单位便成为随机抽样的样本。

（2）分层抽样

它是根据某些特定的特征，将总体分为同质、不相互重叠的若干层，再从各层中独立抽取样本，是一种不等概率抽样。

用分层比例的方法，按照相应的公式，可以算出每层内应该抽取的样本数量。如在每个抽样框中将总体 N 个个体按一定的标志划分成 L 个互不重复的子总体。每个子总体为一层，它们的大小分表为 N_1，N_2，...，N_l，这 L 个层合起来就是整个总体（$N = \sum_{i=1}^{L} N_i$）。然后确定各层的样本数目。公式为

$$n_i = n\frac{N_i}{N}$$ 公式（4—1）

式中，

N：总体单位数目；

N_i：第 i 层单位数目；

n：样本总数；

n_i：第 i 层样本数目。

确定每层的样本数量之后，要用一定的样本抽取方法在层内抽样。层内抽取样本主要有两种方法，即对称等距抽样法和简单随机抽样法。为了操作方便，建议采取简单随机抽样的方法，将层内所有个体按自然顺序从 1 到 N 进行编码，例如，将某个省的所有乡镇卫生院进行编码，而后根据随机数表抽取样本，一直抽到规定数量的样本单位为止。

3. 样本量及样本数目的确定

样本量是指每个样本框中应该抽取的样本数量，而样本数目是指在对样本框分层后，每一层应该抽取的样本数量。采用分层抽样的方法，首先要计算出每个样本框的样本量，然后再根据样本量计算样本框中每层的样本数目。

六　如何开展评估指标的应用

本药品注册系统绩效评估体系适用于国家食品药品监督管理总局内设机构、国家药品审评中心和省级药监部门的药品注册评估工作以及社会第三方对国家药品注册体系整体绩效的评估，目的是改进工作作风，认真履行行政管理职责，建立和完善与企业及社会群众的沟通渠道，倾听群众呼声，切实为民办事，提高监管能力和服务水平。

制定指标的目的在于用指标来分析，揭示内在规律，并得出相关的结论，以便于了解政策回应性和实施情况，为决策服务。本指标体系可以运用以下方法进行统计分析。

（一）简单分析

简单分析是指对宏观的、概述性的指标做简单判断和统计，不需和其他指标进行比较，就可看出该指标的某些特征，得出相应的结论。在本书指标体系中，可对一些具体指标单独进行简单分析，以对政策实施做出评价。如在宏观指标体系中，可统计药品注册规章条例的制订颁布和修订的数量，以分析出药品注册规章条例的总体情况。在国家食品药品监督管理总局药品化妆品注册管理司及其内设部门药品注册绩效评估指标体系中，可用简单分析的方法，了解药包材和容器注册、药用辅料注册等指标。总之，简单分析只是对单个指标独立的分析，不涉及横向或纵向的比较分析，比较简单，不再赘述。

（二）分组交叉分析

分组交叉分析是一种基本的分析方法。通常用于分析两个对象两种变量之间的关系。通过指标的采集，我们可以获取不同省份、不同环节、不同医疗机构的相关注册绩效指标。通过对这些指标的分组交叉分析，我们可以更加深入地掌握指标的应用，理解指标所反映的问题，并对政策做出评价。在分析之前，我们首先应当确定分组，继而在分组的基础上对相关指标的应用进行分析。

1. 省级药监部门及其下属机构的分组交叉分析

比如通过对新药的申报与审评各级指标进行分析，可以知道各省新药注册所需费用和时间、复审次数和投诉建议条数，进而我们可以透过结果，对各地区药监部门进行打分排序。由于地区经济状况和基础条件不同，可能存在地区性差异，但药品注册涉及技术层面，各地不能差异化过大，要对绩效评估结果进行深度分析，认真查找薄弱环节，制定切实可行的整改措施，限期落实整改工作，保证药品注册的质量，促进绩效水平的提升。

在药品注册工作中，国家食品药品监督管理总局与省食品药品监督管理局需要上下互动、协调配合，共同努力，以确保药品注册工作的科学化、规范化①。

2. 国家食品药品监督管理总局药品化妆品注册管理司及其内设部门药品注册绩效相关指标的交叉分析

通过对药包材和容器注册、药用辅料注册、非处方药物目录制定、药物非临床研究和临床试验质量管理规范管理、药品注册现场核查工作的组织、指导和监督医疗机构配制制剂的注册审批情况以及中药饮片炮制规范的拟订情况的分析，各处室绩效评价体系以结果为衡量标准，客

---

① 唐效鸣：《〈药品注册管理办法〉中省级药监部门药品注册管理职能规定》，《中国药业》2008 年第 18 期。

观地反映公务员的工作量，并通过结果的等级评定，对各处室进行排序，找出之间的差距，可及时发现工作中存在的问题，提出针对性地改善业绩的方案，促进绩效的提高。另一方面，将评价结果与奖惩相结合，即与科室人员的增减、岗位的调整、职位的升降、工资的升降、奖金发放、通报表扬或批评以及外出培训和科室活动的鼓励与限制等挂钩，能有效调动各处室的积极性，促进药品注册审批效率的提高。

3. 国家药品审评中心及其下属机构的药品注册绩效相关指标的交叉分析

通过建立以投入、过程、产出为分类标准的关键指标体系，首先计算出每类注册投入的平均费用和时间，以“平均工时”为量化单位，“产出”为衡量标准的检验绩效评价体系，是资源整合、效率更高的新的组织形式，以更科学客观的有效工时对工作量进行评价，具有先进性和公正性。

其次，合理反映检验人员之间劳动效率和劳动强度的差异。检验绩效评价体系突出的优势是可以将工作量化到国家药品审评中心每个部门，实现各部门间工作量的比较，实现不同科室检验岗位之间的比较，反映人员之间劳动效率和劳动强度的差异。

再次，增强药检机构的市场竞争力。检验绩效评价体系是现代人力资源管理和药检工作实际相结合的产物，具有整合内部资源、提高检验效率、缩短检验周期、提高服务水平的优势，能满足客户的需求，增强核心竞争力，促进药检机构市场竞争力的提升，为创新药检工作提供借鉴。

（三）逻辑推理分析

首先看各省级药监部门及下设机构。根据分工，国家食品药品监督管理总局承担风险评估的责任，省级食品药品监督管理局承担风险控制的责任，即加强现场核查与检查，确保申报资料的真实性，并按照属地管理的原则，加强对研究单位的监管以及对研究过程的监控。

药品注册管理的整体绩效如何，新药的申报与审评、仿制药、进口药和药品再注册的实效，涉及省级药监部门对报审材料的形式审查和现场审查的费用和时间、复审次数和投诉建议条数和沟通交流次数的多少，在产出指标中可以明晰地看出对中药天然药、化学药品、生物制品、体外诊断试剂和辅料的批准或未批准的件数。

其次看国家药品审评中心的技术审评流程，对多专业平行审评程序、简化审评程序、序贯审评程序、单专业审评程序进行指标的建构和衡量，对新药申报、仿制药申报、进口药品申报和药品注册检验的投入、过程和产出指标进行采集，找出员工之间的差距，可及时发现工作中存在的问题，提出针对性地改善业绩的方案，促进绩效的提高。

再次看国家食品药品监督管理总局药品化妆品注册管理司及其内设机构。各省报审的药品和材料的注册批准效率如何，涉及药包材和容器注册、药用辅料注册、非处方药物目录制定、药物非临床研究和临床试验质量管理规范管理、药品注册现场核查工作的组织、指导和监督医疗机构配制制剂的注册审批情况和中药饮片炮制规范的拟订情况，对指标采用投入、过程、产出的分类测评后，可促进各级机关不断改进管理方式，提升管理能力，优化行政资源，降低行政成本，提高行政效率，严肃行政纪律，强化监督机制，确保政令畅通，同时充分听取人民群众对政府工作的意见，提高人民群众对政府的满意度，增强政府的执行力和公信力。

（四）趋势分析

趋势分析是指通过对某个指标进行长期观测，以时间为序列，比较不同年份相同指标的不同状况，得出指标的变化、发展趋势。对某个指标的趋势分析可建立在每年对该指标的简单分析的基础之上，通过比较分析每年简单分析得出的结论，可得出该指标随年份变化的趋势。趋势分析要求对一些指标进行长期监测，并分析历年数据得出结论。

在宏观指标体系中，可比较不同年份全国部分和省级部分药品注册规章条例的制订颁布和修订情况、药品注册的国家标准和研究指导原则制定情况、药品注册国际合作和交流开展情况、不合格药品召回情况等指标，得出相应结论，即随着时间的推移，相应指标的地位是否在提高，其作用是否在增大。

在国家食品药品监督管理总局药品化妆品注册管理司及其内设部门药品注册绩效评估指标体系中，可用趋势分析的方法来分析药品化妆品注册管理司及其内设部门的注册绩效发展趋势，得出投入时间和费用是否在减少，而审评过程是否相对完善和系统，产出结果是否有所提高，公众和企业满意度是否在不断加强。

在国家药品审评中心及其下属机构的药品注册绩效和管理指标体系中，分析近年来审评每件注册药品的平均时间和费用，了解新近技术审评的流程再造和完善，据此推断出药审中心未来的发展情况，技术审评的质量是否有所提高，时间是否有所减少，费用是否所有降低，人员效率是否有所提升等。

在满意度指标体系中，通过比较不同年份各相关主体的满意度状况，得出满意度变化的趋势，从而可分析出政策实施的影响。

（五）相关分析

相关分析是指根据统计的数据来确定指标与指标之间的关系形态及其关联的程度，并探索其内在的数量规律性。通过相关分析，我们可以知道指标与指标之间的联系的性质和程度，这样，当一些指标出现问题时，有助于我们找到其相关的影响因素，从而可以对症下药。

本指标体系可分析宏观指标与各环节具体指标的相关关系。如宏观指标体系药品注册的国家标准和研究指导原则制定情况与注册审评绩效的关系如何？是否药品注册的国家标准和研究指导原则越被重视，药品注册审评绩效就越能够得到保证，或者两者没有必然的联系，只是两个毫不相干的变量？

指标体系可分析国家食品药品监督管理总局药品化妆品注册管理司及其内设部门与省级药监部门及其下属机构的药品注册评估指标间的关系。如分析在新药申报和审评中省级药监部门的送审实效与国家食品药品监督管理总局药品化妆品注册管理司批准实效间的关系和影响，得出二者有无相关性，或者有多大程度的相关性。

指标体系可分析国家食品药品监督管理总局药品化妆品注册管理司及其内设部门与国家药审中心注册评估指标间的关系。如分析对中药天然药、化学药品、生物制品、体外诊断试剂和辅料的技术审核实效与国家食品药品监督管理总局药品化妆品注册管理司及其内设部门批准实效间的关系以及两者的相关性。

指标体系可分析国家食品药品监督管理总局药品化妆品注册管理司、省级药监部门、国家药品审评中心的药品审评实效和费用与报审企业、相关医疗机构、药品临床试验机构、药品消费者满意度之间的关系，找出社会第三方的满意度是否和国家食品药品监督管理总局药品化妆品注册管理司、省级药监部门、国家药品审评中心的药品审评实效和费用成正相关，相关系数是多大。

（六）综合分析

通过综合运用指标体系进行分析评价，综合宏观指标体系和各环节指标体系，我们可以获取药监机构药品注册审评的情况，了解各地区注册绩效的差异。从这些差异中，我们可以找出现行政策运行的状况，做出对现行政策的评价。同时，政策的调整，也会反映到具体的指标调整中。由此，我们可以知晓政策对各利益主体的影响程度，这为政策的下一步制定和调整提供了数据支撑，进而也可以对政策的发展趋势进行一个总体的把握，明确应该把握的重点。

在社会第三方满意度方面，综合分析各环节的指标体系，可以找出药品注册时间周期相对较长和满意度不高的原因。在此基础上，我们可以明确未来政策调整时对各环节的总体把握，合理安排药品注册流程和环节的工作分工，从而提高社会满意度。

第五章　药品标准与风险治理：中国药典的发展(1840—2010年)*

一　研究背景和导论

从药品标准的定义看，它是针对某一目标化合物或者处方工艺所做出的基本技术要求，是日常检验或者评价药品质量符合性的重要依据之一。同时药品标准的完善与否也是工艺水平、分析技术、人员素质等综合实力的最终体现①。可以说，药品标准体系的完善与否，直接影响药品质量，关系到人民群众用药的安全和有效，因此间接代表和反映出一个国家药品行业发展的水平。

在中国，药品标准体系的内容一般包括药品名称、成分或处方组分、含量及其检查、检验方法、制剂的辅料，以及允许的杂质及其限量、限度、技术要求，包括作用、用途、用法、用量、注意事项、贮藏方法以及包装等②。由于历史发展的原因，虽然经过多次的整合与修订，中国目前的国家法定药品标准体系依然呈现出多元化的特征，分别包括《中国药典》（CP）、局颁标准、注册标准和进口药品标准，前两者均由国家药典委员会负责修订和管理，而注册标准和进口药品标准则分别由国家药品审评中心与中国食品药品检定研究院管理，而这其中又以《中国药典》的地位最为重要和关键。

---

* 本章为作者承接国家药典委员会“近现代中国药典的发展及其启示”课题的研究报告改写而成，感谢国家药典委员会的研究资助。

① 张伟：《试论药品标准与药品质量》，《中国药品标准》2016年第1期。

② 王振国：《中药贮藏的标准规定、贮藏现状及监管措施》，《中国药房》2007年第6期。

从历史发展的角度来看，虽然中国最早从汉代的《神农本草经》开始，就具有了药品质量标准典籍的雏形，而唐代李绩所编纂的《新修本草》（《唐本草》）成为中国最早的一部国家药典，而后明代太医院又组织编写了《本草品汇精要》[1]，但由于中国传统的中医药文化对药品标准的要求、规范与核心内容，与西方国家基于近代西医科学的药典文化有着很大的差异，所以近代中国的药典制度建设的时间要推后到 1930 年。1930 年 5 月，当时的民国政府正式公布了历时 1 年左右编纂的药典——《中华药典》，虽然其内容大都直接翻译自《美国药典》和《英国药典》，对中国的适用性不强，后来甚至被批判为"美典至上"[2]，但从形式上看仍然是中国近代以来颁布的第一部国家药典。

新中国成立以来，党和政府以高度的政治责任感和专业技术能力作为保障，先后通过全国性地征集专家意见和召开编纂委员会会议等多种方式，在计划经济时代先后制定了《中国药典》1953 年版、1963 年版、1977 年版三个版本。1985 年，《中国药典》1985 年版颁布，自此以后，《中国药典》定期每五年更新修订一次。到现在为止，《中国药典》目前已经更新到 2015 年版，由第十届药典委员会修订编纂而成，但由于 2015 版《中国药典》颁布不久，具体影响和分析还有待观察。因此，本章的研究暂时截止到 2010 版《中国药典》。

随着中国医药工业不断的快速发展以及药品监管事业的明显进步，包括《中国药典》在内的中国的药品标准在逐步提高的同时也暴露出诸多问题。比如，与发达国家药品标准相比尚存在一定差距、法定标准管理仍较为混乱、检验鉴定方法依然比较落后、标准制定过程与药品研发和生产过程有些脱节等，而要有效地解决这些问题，除了加大对先进国家的药典制度的学习和借鉴之外，也需要更加深刻地分析和总结中国药典制度建设的成败得失和经验。

我们可以看出，自近代以来，以《中国药典》为代表的中国国家药品体系建设，随着不同社会经济发展阶段的特征而呈现出不同的发

---

① 齐谋甲主编：《当代中国的医药事业》，中国社会科学出版社 1988 年版。

② 汪殿华：《批判美国药典》，《化学世界》1954 年第 2 期。

展轨迹。加强对近现代以来《中国药典》的发展历史及其启示的研究，不仅有利于总结中国药典制度建设过程的丰富历史遗产和传统，也有助于未来《中国药典》的更新和优化，进而推动中国药典制度更加科学化、专业化、国际化，为推动中国医药产业、中国药品监管事业发展奠定更加坚实的基础。

为此，本章主要的研究问题将聚焦于对近现代以来《中国药典》不同阶段的编修背景、编纂过程、基本特征和社会影响的分析，以原始的文献和档案资料为依归，结合对同行专家的深入座谈，重点突出影响药典修订和编纂的社会条件、卫生政策、医药产业和医药科技等相关因素。而主要研究目的在于系统梳理和总结中国近现代以来药典制度发展的历史经验和传统，归纳历年来药典编纂和更新过程中出现的问题与不足，从而为中国下一步药典修订和完善提供基础和前提条件。

二　1840—1929 年：近代西方医药学在中国的传播与中西医药的融合与冲突

自从公元659 年《新修本草》颁布以来，中国古代社会有着长达1000 多年的药典编纂和发展历史。《新修本草》的颁布，比第一部伊斯兰世界《药材大典》（基塔布·艾尔·穆斯塔伊尼）要早近 500 年，比欧洲 1498 年最早的一部地方性佛罗伦萨药典早 839 年，比欧洲第一部全国性丹麦药典早 1100 多年。此外，宋徽宗大观年间的《太平惠民和剂局方》记载的有效方剂的药品剂量、调制方法和主要用途等，均已反映了现代药典的基本形式。

然而，即便有着这些悠久的历史传统，但由于中医药文化理念与现代医药科技存在一定的差异，传统的中药药典及其文化与西方药典文化还是存在较大的不同。以最典型的《新修本草》为例，从体例上分析，《新修本草》源自《本草经集注》而又有发展，分为草部、木部、兽禽部和虫鱼部四部，而具体的药品条目又分为正名及出处、性味、药毒、功用、生境、产地、异名、采造时月、注文或按语等部分[①]，与西方近代的英美药典相比，古代中药药典对药物的分类较为粗糙，分类标准往往是建立在对药物的生物种类和形态等外在特征的基础上，在具体的条目编写上侧重于对药材的生物属性和地理属性的界定，编写内容中以定性规定为主，鲜有定量规定，对不同药材的名称使用规范、临床使用以及检测方法界定不够。

相形之下，西方近代的英美药典在药物分类的标准上更为全面和精细化，分类标准更侧重于药品的化学性能以及剂型等内在特征，在具体的条目编写上侧重于对药品的化学属性和物理属性的界定，编写内容中定性和定量描述并重，同时非常重视对药物的使用名称的统一规范、生产工艺的标准统一、临床使用的注意事项以及质量标准检测检验的规范。

以上所总结的传统中医药文化与西方医药文化的区别与冲突，在近代中国历史上表现得比较突出。1840 年鸦片战争标志着中国进入半殖民地半封建社会，在这一动荡的社会背景下中医发展严重受阻，并且在两次“废医存药”的中西医斗争中几近灭亡。在这一时期，中医著作寥寥可数，中国药典工作也进入了一段长时间的停滞期。1929 年国民党当局甚至还通过了“废止中医”案，并提出了消灭中医的六项措施，给原本就受到国外医药学冲击的中药学以更致命的一击。即便如此，中医在这种艰难的生存环境下还在不断发展，并主动借鉴已有的国外医学成果，使医药学和国家药典的编纂在这一时期印下了深深的时代烙印。

近代中国医学发展的中外交流特点总体来讲是“西强中弱”的不对称交流局面，在这种局面下西医文化不断传入中国，这一传播方式也分为两种，一种是被动接受，一种是主动接受。被动接受的过程又分为怀疑—试用—接受的过程，这一过程中传教士起了重要作用。他们认识到促使中国接受基督教、化解由两国政治冲突、经济冲突及军事冲突而带来的敌对心理的最好方法之一就是传播医学。早在鸦片战

---

① 虞舜：《〈新修本草〉体例的研究》，《南京中医药大学学报（社会科学版）》2006 年第 4 期。

争爆发之前，传教士伯驾就在广东成立了广州眼科医局，并招收学徒，成为中国第一所影响较大的教会医院。鸦片战争以后，《中美望厦条约》的签订为西方医学在中国的传播提供了更加便利的条件。据统计，1915 年西方列强国家在中国共设有 330 所教会医院[①]。此外，西方医学的第二个传播途径是通过创办医学院系统化地传授医学知识，如 1966 年博济医院成立附属南华医学院、1904 年英美教会开办协和医院等。第三种途径是翻译西方医药著作，如由传教士嘉约翰编译出版的医学著作有《种痘书》《西医略释》《眼科撮要》《实用化学》等 34 部；1877 年成立的“益智书会”，到 1886 年底共计出版 104 种教科书，其中相当一部分是医学方面的书籍。

第二种是主动接受。一是以李鸿章为代表的主张“中体西用”的洋务派，李鸿章根据传教士马根济的建议于 1881 年成立了总督医院，并于 1893 年成立了北洋医学堂。二是孙中山及鲁迅为代表的革命派，他们的共同经历是在早期都确立了习西医以救国的志向，之后都投身于革命事业。这些威望极高的人对待西医的态度也是中西医之争的一个侧面反映。从道光至北洋军阀统治及国民政府期间，中医的“阴阳五行说”成为“民主科学”的重点抨击对象。中西医的斗争也一度上升至政治层面，从这一时期中医的“存废”之争可以看出中医在这一时期面临的巨大生存危机。

正式提出废除中医、但保留中药的第一人是俞樾，他在其著作《俞楼杂纂》的废医论中对中医中的一些矛盾提出了批判，提出“医道不可不废也”的主张。虽然俞樾废医主张的提出并非是在西医和中医的比较中做出的评价，但是在后来却被用作提倡西医、“废止中医”的引据，中医被当作是西医发展的一个障碍。1912 年，北洋政府的“教育系统漏列中医案”更是在实际操作中将中医排斥在医学教育系统之外。1913 年，汪大燮公开提出废除中医中药；1914 年，余云岫发表《灵素商兑》《医学革命论》，质疑中医的科学性，引发了 1920 年初关于中医理论之争。

---

① ［美］乔纳森·斯潘塞主编：《改变中国》，曹德俊等译，生活·读书·新知三联书店 1990 年版。

1929年国民政府的第一届中央卫生委员会通过了余云岫等人提出的“废止中医”案，并且规定了6项消灭中医的具体办法。为挽救中医，全国17个省市、242个团体、281名代表云集上海，召开全国医药团体代表大会，成立了“全国医药团体总联合会”并赴京请愿要求取消废止中医案①。

这一时期的中医药存废之争也由最开始的学理层面的争执上升到了政治意识形态的斗争。在学理层面的争执主要是西医的科学研究方法与中国古代阴阳五行说的争论，而政治意识形态方面的争执则是体现在将中医看作是封建迷信落后思想的一部分。

中西医虽然看似水火不容，从两次中西医的斗争中我们可以看到，西医界几乎要将中医药置于死地。但是也有很多进步知识分子并没有如此偏执地对待中西医，而是主张中西医并用，近代中国中药学著作在研究方法及研究内容上采纳西医学的思想就证明了这一点。在鉴定技术上有曹炳章著《增订伪药条辨》（1927年）。在治疗方法上，马培之（1820—1903）著有《马评外科证治全生集》《医略存真》《外科传薪集》《外科集腋》等，这些著作中包含了在外科中将中医与西医的治疗方法相结合的思想。在中西医知识结合方面的代表是承淡安（1899—1957），著有《中国针灸治疗学》《中国针灸学研究》《子午流注针法》《伤寒论新注》等，将西方的解剖学应用到针灸中。在思维方法上，西医的实证方法逐渐被中国的中医所采纳，如中西医汇通学派的代表人物之一张锡纯著《医学衷中参西录》，记载了生动翔实的中医实验结果。

三　1930—1952年：近代中国第一部药典——《中华药典》的编纂、颁布与特征

近代中西医的交流与冲突史，在思想界有“废医存药”派、中西医汇通派及“保医派”之间的长期相互争论及斗争，在实践中中

① 郑国庆、胡臻：《两次中医存废之争的比较研究》，《中华中医药学刊》2008年第2期。

国当时所用的药典和民国时期制定的《中华药典》也从侧面反映了西医的地位远远超过了中医。1929 年以前，中国所用的药典基本上是欧美国家药典的中译本，如美国药典第九版的中译本《美国西药谱》、英国的《英国药剂》等。

受社会各界呼吁的影响及出于国民党现实工作的需要，1929 年国民党当局开始着手编制《中华药典》。该药典以美国药典第十版为蓝本，并参考英日国家的药典及文献，聘请药学家 4 人，细菌学家 1 人共 5 人为编辑，共收载药物 763 种，对所收录的药品按照药品品名的来源、标准含量、制法、性状、鉴别、检测法、含量测定或生理检验、贮藏法、制剂、剂量的顺序记录，附录有试药、试液、规定液、一般试验方法等，另有常备药表等附表 7 种。其中收录大量西药及少数常用中药。从这一数据中可以看出中国近代的第一部药典主要是以西医为主。1930 年 5 月 15 日此部药典正式公布，命名为《中华药典》，印 5000 本，几年后仍未售完。虽然其大部分内容仍属抄袭外国药典，也未收载常用中药品种，但总算有了中国近代史上第一部药典①。

抗日战争结束后，根据各方面的强烈要求，国民党当局于 1947 年开始了《中华药典》第二版的编纂工作，但在当时内战频繁、经费奇缺、人才紧张的情况下，虽有少数药学界老专家的艰苦努力，使得该版药典修订于 1948 年完成了大部分的初稿，但后因大陆逐步解放，国民党当局撤往中国台湾，第二版《中华药典》也没有付印。国民党迁台之后，于 1954 年出版了第二版《中华药典》，26 年后的 1980 年又出版了《中华药典》第三版。

由此，我们可以发现作为近代中国历史上第一部药品标准，虽然《中华药典》受英美等国外药典影响很大，本土化色彩较淡，同时收载的药物种类十分有限，信息量也不够丰富，也没有对常用的中药标准进行界定，但从客观角度来分析，《中华药典》较为成功地实现了传统中药药典文化向西方药典文化的转型，在中国历史上首次较为系统和科学地展现出了化学药品的标准制定体系和过程，既为民国时期

---

① 叶震：《中国药典的历史概况和 1985 年简介》，《西部药学杂志》1986 年第 1 期。

的民间社会的医疗和用药行为提供了初步的参照规范，也为后来新中国成立以后编纂新的《中国药典》奠定了初步的基础，提供了宝贵的经验。

四　1950—1978 年：计划经济与社会主义医疗福利事业背景下的《中国药典》及其发展

从中华人民共和国建立以来一直到改革开放前夕，中国药典编修事业经历了从零开始到不断完善的过程。1953 年版《中国药典》的颁布，标志着新中国成立以后中国第一部药典的建立，结束了新中国没有国家药品标准的状况。随着医学、药学理论与实践的发展，到改革开放前夕，中国又相继制定了 1963 年版、1977 年版《中国药典》。1963 年版药典，收载了大量的中药材和中药成方，传承了祖国中医药文化遗产，体现了结合国情和民族化、科学化、大众化的方针。1977 年版药典在收载药品品种大量增加的同时，还收录了少数民族药。不同版本药典的不断完善，反映出计划经济与社会主义医疗福利事业背景下中国医药卫生事业的不断发展与完善。

（一）1953 年版《中国药典》

1. 修订背景

第一，新中国的建立，体现新生政权正当性的必要举措。新中国成立初年，为鼓励药品生产，促进制药工业健康发展，杜绝国外伪劣药品的进口，为加强药政管理提供依据，中国因循苏联的模式，也开始着手在医药领域制订国家标准。制订新的国家药品标准，既是规范医药生产的需要，更是体现新生政权政治身份的要求，因而编纂新药典也变成了一个政治任务。

第二，深受苏联药典传统的影响。新中国建立以后，在经济、政治和社会发展体制上全面借鉴苏联的经验，其中也包括国家药品标准在内的医药卫生政策。在市场经济条件下，提高产品质量的压力往往来源于激烈的市场竞争，国家质量标准体系往往只是对产品质量的最低要求，而在高度集中的计划经济体制下，由于企业缺乏这样的市场竞争动力，提高产品质量就变成了国家的重要职能，国家质量标准体系则成为强化生产质量管理、富国强兵的重要工具。例如，苏联就是通过建立一系列的国家质量标准体系，用外界的力量对计划经济体制下本国产品质量进行监督管理[①]。

第三，发展医药产业，改善国民医疗卫生条件的必然需求。新中国成立以后，中国各项事业百废待兴，面对国民党当局留下的薄弱医药工业基础以及百姓缺医少药、药品供不应求的局面，党和政府把保障人民健康和生命安全放在重要位置，大力发展中国医疗卫生事业，保障公共卫生安全，适应人民日益增长的医疗卫生需求，提高全民族健康水平。

第四，1930 年版《中华药典》存在的问题与不足。1930 年版《中华药典》共收载药物 718 种，附录有试药、试液、规定液、一般试验方法等，另有常备药表等附表 7 种，最后为中文拉丁索引，书前有序言和凡例。[②] 作为中国近代以来的第一部药典，1930 年版《中华药典》在历史上起着继往开来的作用，它是中国药学前辈们辛勤劳动的结果，推动了中国药学技术的发展，这一点是不容否定的。但是由于时间仓促，1930 年版《中华药典》确有其不足之处，其内容大都直接翻译自《美国药典》与《英国药典》，也未能收藏常用中药品种，对中国的适用性不强，因此，1953 年《中国药典》的修订工作具有挑战性与艰巨性。

2. 编修过程

新中国成立以后，人民群众的医药卫生保健问题也是处于百废待兴的状态，急需新的药品标准体系来加以规范和指导，1949 年 11 月卫生部召集在京有关医药专家研讨编纂药典问题。1950 年 1 月卫生部从上海调药学专家孟目的教授负责组建中国药典编纂委员会和处理日常工作的干事会，筹划编制新中国药典[③]。

---

① Laura B. Forker, "Quality: American, Japanese and Soviet perspectives", *Academy of Management Executive*, No. 5, 1991.

② 叶震：《中国药典的历史概况和 1985 年版简介》，《西北药学杂志》1988 年第 11 期。

③ 张建武等：《中国药品标准制度发展简史》，《中国中药杂志》2010 年第 6 期。

1950 年 4 月在上海召开药典工作座谈会，讨论药典的收载品种原则和建议收载的品种，并根据中央要求与卫生部指示，坚持医疗上以预防为主的方针，药品上以自力更生为原则编订新中国药典，提出新中国药典要结合国情，编出一部具有民族化、科学化、大众化的药典。随后，卫生部聘请药典委员 49 人，分设名词、化学药、制剂、植物药、生物制品、动物药、药理、剂量 8 个小组，另聘请通讯委员 35 人，成立了第一届中国"药典编纂委员会"。卫生部部长李德全任主任委员，由此开始了第一部《中国药典》的编修工作。[①]

1951 年 4 月 24 日至 28 日在北京召开第一届中国药典编纂委员会第一次全体会议，对药典的名称、收载品种、专用名词、度量衡问题以及格式排列等做出决定[②]。干事会根据全会讨论的意见，对药典草案进行修订，草案于 1952 年年底报卫生部核转政务院文教委员会批准后，第一部《中国药典》1953 年版由卫生部编印发行。1953 年版药典由商务印书馆出版，分精装本和平装本两种，前后印数达 13 万册。

3. 主要特征

第一，成为中华人民共和国成立后的第一部药典。1953 年版药典作为新中国成立以来的第一部药典，有着重要的意义，标志着中国结束了没有药品标准的落后局面。1953 年版药典共收载药品 531 种，中药、化药合为一部。正文中药品按名词的笔画顺序排列，附录收载 61 项，包括各种制剂通则，有共性的检查法、检验法、药品特殊反应、生物测定法、试药试液等，还有 7 个附表。

第二，确立"民族化、科学化、大众化"的编制理念。根据中央卫生部的指示，药品委员会提出新中国药典要结合国情，编制一部具有民族化、科学化、大众化的药典。1950 年的座谈会确定了药典收载品种的原则，即疗效比较确切，医疗常用，具有一定的检验方法能控制质量，国内能生产或可能生产的药品尽量收载。1953 年版药典中，化学药 215 种，植物药与油脂类 65 种，动物药 13 种，抗生素 2 种，生物制品 25 种，各类制剂 211 种，内容初步具有民族形式，大

---

① 齐谋甲主编：《当代中国的医药事业》，中国社会科学出版社 1988 年版。

② 张建武等：《中国药品标准制度发展简史》，《中国中药杂志》2010 年第 6 期。

众方向与科学内容等特点。

第三，主要是参考西方国家药典制定而成。由于国民党当局遗留下来的医药工业基础太差，新中国成立初期，中国医药工业基础十分薄弱，药厂生产的原料药极少，大都是制剂加工品和一些成药。在这种情形下，只得参考当时的英、美、日等国家的药典，并根据第二版《中华药典》尚未完成的部分草案为基础起草。[①] 许多人对于这版药典编纂主要靠翻译、参照西方国家药典而成颇有异议，但受当时条件的限制，这也是最便捷、最简单的方法。

4. 社会影响

第一，促进中国医药产业的初步发展，保障人民基本医疗。新中国成立起，党和政府就把药品标准建设作为迅速改变公众缺医少药、产业基础薄弱、药品供不应求的落后局面的战略措施之一。1953 年版《中国药典》是中华人民共和国成立以来颁布的第一部药典，结束了新中国没有国家药品标准的状况。其客观上对统一药品名称、确定制剂的规格和剂量、药品质量的监督检验以及保障人民用药安全都起到了一定的促进作用。编订药典的理论与实践探索过程也极大地推动了中国医疗产业的发展，为保障人民的基本卫生医疗创造了条件。

第二，药品质量管理工作顺利开展。《中国药典》1953 年颁布后，制药厂即按照药典规定对产品进行质量检验出厂，医药经营部门按规定验收、调拨，药政药检管理部门按照规定进行监督管理，开始进入药品质量监督管理的法制化。但在药品监管工作中也发现了存在的问题，例如药典附录注射剂通则项内“注射液的澄明度”检查规定的比较原则、测试条件等标准不够明确，影响了注射剂的正常生产和供应。[②]

第三，药典的缺点显现，未收录中药。从 1953 年开始，全国所有的公营药厂和大部分的私营药厂都必须按照新的药典标准进行生产。有趣的是，虽然这部药典自称是“具有中国特色的”“民族化”的新药典，但由于当时的药政部门几乎由清一色的西医专家主导，药

① 袁士诚:《话说药典（二）》,《药物与人》1997 年第 5 期。

② 袁士诚:《话说药典（三）》,《药物与人》1997 年第 6 期。

典委员会的组成也是留洋回来的西医药专家占尽优势，因此并没有将中药收录进去。①

（二）1963 年版《中国药典》

1. 修订背景

第一，中国医药产业的发展。自 1953 年版《中国药典》及其增补本发行以来，中国中西药品的生产、检定、使用和研究等工作有了快速的发展和提高，各省市制定中西药品标准的工作以及中药材普查、炮制加工和中药成方的整理等工作也迅速开展起来。同时，党和政府强调，药典的补充与修订工作要以保证人民用药的安全有效，满足医药工业事业的需求及为社会主义服务为目的，这也是《中国药典》的性质和应起的作用。

第二，受反右、“大跃进”和自然灾害等因素的影响。20 世纪 50 年代后期，药典编纂委员会改为药典委员会，在 1953 年版药典的基础上，药典委员会组织中西药品生产、供应、临床、药检、教学和科研部门的专家开始 1963 年版药典的编订工作。原本计划五年改版一次，受到反右倾、“大跃进”运动以及三年自然灾害等因素的影响，直到 1962 年年底才完成初稿。②

第三，1953 年版《中国药典》存在的问题与不足。1953 版药典及 1957 年增补本，统一制定了药品的名称、质量标准、检验方法及剂量等，促进了药品的生产、检验与使用，但也存在着没有根据继承与发扬祖国医药遗产的方针来收载中药的严重缺点。1953 年版药典虽然也收载了一些中药，但只是从生药学这方面考虑，而不是从中医中药的理论与经验来考虑的，因此，不能说是真正的收载了中药。药典的编修工作必须从全国人民的健康和防治疾病的需求出发，结合中国的资源、生产与使用的实际情况，在继承医药遗产与依据现代科学成就的基础上进行。

---

① 关于这期间医药专家在卫生部的主导性决策地位，参见 David M. Lampton, *The Politics of Medicine in China: The Policy Process* 1949 - 1977, Colorado: Westview Press, 1977。

② 叶震：《中国药典的历史概况和 1985 年版简介》，《西北药学杂志》1988 年第 11 期。

2. 编修过程

1957 年成立第三届药典委员会，聘请委员 80 人，药学专家汤腾汉教授为这届委员会主任委员（不设通讯委员），同年 7 月 28 日至 8 月 5 日在北京召开第一次全体委员会议，卫生部李德全部长作了药典工作报告，特别指出第一版中国药典没有收载广大人民习惯使用的中药，是个很大的缺陷[①]。会议在总结工作的基础上，通过了制订药典的原则，讨论了药典的性质和作用，收载品种的原则和范围等，并修改了委员会章程，会议一致认为应把合乎条件的中药收载到药典中。根据一些地区的要求，会议决定在药品标准项下，增加药品的作用与用途、用法和用量，由医学专门委员会起草。

1957 年 8 月 27 日卫生部批准委员会分设药理与医学、化学药品、药剂、生化药品、生药、生物制品六个专门委员会及名词小组，药典委员会设常务委员会，日常工作机构改称秘书室[②]。1958 年经常务委员会研究并经卫生部批准，增聘中医专家 8 人、中药专家 3 人组成中医药专门委员会，组织有关省市的中医药专家，根据传统中医药的理论和经验，起草中药材和中药成方（即中成药）的标准。

3. 主要特征

第一，收载范围逐步扩大。1963 年版药典共收载药品 1310 种，为突出中药标准地位，将药典分为一、二两部，各有凡例和有关的附录。一部除收载品种大量增加以外，增收了炮制、性味、功能与主治、用法与用量等项内容。一部收载中医常用的中药材 446 种和中药成方制剂 197 种，并结合有经验的中药老药工鉴别药材的传统经验用条文加以整理规定，根据不同情况分别记载；二部收载化学药品 667 种，与 1953 年版比较有很大的变动，其中 245 个是新增品种。更重要的是，95% 以上的品种，中国已经生产，质量比较稳定，临床使用认为合宜。此外，二部增加了药品的“作用与用途”。

第二，药品标准更加符合实际情况。1963 年版《中国药典》规

---

① 王立新、丁安伟：《中药饮片宏观药事管理现状分析》，《中国执业药师》2007 年第 4 期。

② 《中国药典是什么？历史沿革是怎样的?》，http：//www. china. com. cn/guoqing/2017 -01/19/content_ 40135825. htm。

定的药品标准，基本上是根据医疗要求，结合生产、检验的实际情况和中西药品的特点制定的，这是安全有效而且可以达到的质量标准，可以依靠这些标准来控制药物的质量。一部收载的中药成方，主要是根据医疗常用，考证历代文献并参考重点地区的生产与供应情况而制定的。处方中的药材除必须炮炙的和一些必须用生或制的加注“生”或“制”外，一般不作硬性规定。这些都是比较符合当时情况的做法。二部中对于化学药品、抗生素及其制剂等，一般根据生产技术条件和检定工作中的经验加以修订。

第三，药品检验方法切实可行。本版药典规定的检验方法，是根据又好又快又省和普及与提高相结合的方针而制定的，是切实可行的。二部中规定的检验方法都做了系统的试验比较，尽可能采取准确、灵敏、节约试剂和取样量少的方法，例如附录中的氯化物、硫酸盐等检查法，由地方药检所分工进行试验比较，并经复核制定。二部正文中各种药品的检验方法根据各地药检所、药厂在工作中积累的经验做了许多修改。

第四，药品名称根据明确、科学、简短原则修订。1963年版《中国药典》的药品名称是根据明确、简短、科学的原则，并适当照顾使用的习惯加以修订的，每个药品下都增加了药名的汉语拼音。一部中药材和中药成方除个别名称由于各地习惯名称不一和习惯使用的品种与历代文献资料不同，需经过研究拟定外，一般均与现在中医使用和商品供应的名称一致。二部化学药品和制剂的名称亦有部分修改。有的名称虽然比较习惯，但因与国外成药名有关，所以避免采用，如“阿司匹林”改称为“乙酰水杨酸”。

第五，专家路线的产物。1963年版药典格外强调与有关单位之间的紧密配合与通力协作，既充分利用有关专业部门的技术条件，又紧紧依靠各方面的专家和有关技术人员的积极性与创造性。虽然内容上有了显著的提高与改进，但这版药典并没有充分发挥广大群众的主动性和积极性，在某种程度上讲，确实是专家路线的产物，与1977年版药典相比较尤为明显。

4. 社会影响

第一，药典内容有显著提高，广受欢迎。在党和政府的正确领导下，在全国中西医药生产、检验、供应、使用、研究、教学等部门以及有关专家、技术人员的大力协助下，1963 年版《中国药典》在内容方面有了显著的提高与改进，受到广大中医中药人员的热烈欢迎。与此同时，药典委员会和卫生部药品生物制品检定所共同编制了《中华人民共和国卫生部药品标准 1963 年版》简称“部颁药品标准(1963)”。

第二，收录中药和中药成方，传承中医药文化。中医中药是中国广大人民群众几千年来同疾病做斗争的经验总结，是一个伟大的医学宝库，1963 年版《中国药典》比 1953 年版药典有显著改进的一个特点，就是收载了大量传统中药和中药成方，并根据中医中药的理论、经验和实际情况做了初步的整理，有效地继承了祖国中医中药文化遗产。

第三，便于医药卫生工作者使用。1963 年版《中国药典》首次对药名加注汉语拼音名，一部分中药材和中药成方两部分，各按中文笔画顺序排列，二部则按药品的拉丁名字母顺序排列。根据一些地区和单位要求，为满足医药卫生工作者的需要，在每个中西药品项下扼要说明该药品的作用与用途，并列有“注意”一项注明其禁忌症和副作用等，作为用药的参考。在项目编排上也有一些调整，如原来的“鉴别”中的一些常数指标改在“性状”项下，使得药典更具有实用性。

第四，药典编订过程中忽视了群众参与。药典工作必须走群众路线，联系实际。这次药典工作中改变了以前的工作方法，过去只依靠几个人或少数人来编写，这次采取了充分发动群众的方法，组织更多的实际工作者来搞新版药典的起草，并在各地充分依靠各省市卫生局的具体领导者组织讨论，并及时回收各地的意见，这些意见都是从实际工作中总结得出，因此这版药典具有较好的基础，保证了药品质量，促进了生产。但是，这次所谓的群众，大都是各方面的专家与技术人员，并不是真正以群众为基础，其群众路线的效果大打折扣。

(三) 1977 年版《中国药典》

1. 修订背景

第一，“文化大革命”的负面影响。前两版药典公布施行以后，中国医药工作者们对药典收载的品种与英美现行版药典在标准规定方面做了比较，提出了一些差距较大的品种，商讨提高改进的措施，为药典改版做准备。由于“文化大革命”的影响，医药管理部门被批判，药典委员会工作受到严重冲击，中国药典在某个城市书店里作为“管、卡、严”的典型书籍陈列，药典工作一度陷于停顿。[①] 直到1972年4月28日，国务院批复卫生部“同意恢复药典委员会，四部（卫生部、石油化工部、商业部、总后卫生部）参加，卫生部牵头”。

第二，医疗卫生事业停滞的严峻现实。当时中国医疗卫生事业严重受损，广大群众特别是农民得不到基本的医疗卫生保障，大量中草药制剂进入临床，有关医疗、卫生机构被撤销，不少都处于瘫痪状态。此外，广大技术骨干特别是不少专家与教授的积极性受到压抑，有的还身处逆境仍在接受“再教育”。1977年版药典就是在这样的特殊条件下完成修订的。

第三，人民医疗卫生保障体系问题频发。从1951年到1956年，劳保和公费医疗保障制度建立后，医疗费用大幅上升和浪费严重的现象十分明显。“大跃进”运动开始后，许多农村医疗卫生站就因经费困难而停办，农村医疗保障的供需矛盾尤其突出。“十年动乱”期间，“左”的路线干扰较大，农村合作医疗脱离了农村生产力水平，人民医疗保障体系脆弱，在很大程度上处于急性发展状态。

第四，1963年版《中国药典》存在的问题与不足。1963年版《中国药典》在1953年版药典的基础上进行了大量的修订，内容上更加充实，对实践更具有指导意义。但是仍存在一些问题，如有些药品的质量标准尚有待进一步充实，有些原料药品的标准还不能完全适应制剂生产的需要，有待进一步研究补充必要控制的项目，有的检验方法比较繁复，有的还没有合适的测定方法，有些规定如色泽、混浊、澄明度还不够准确，这些都需要医药工作者们在总结工作与实践经验基础上进一步予以补充或修订。

2. 编修过程

1972年5月31日至6月10日在北京召开了编制国家新药典工作

---

① 袁士诚：《话说药典（四）》，《药物与人》1998年第11期。

会议，出席会议的有全国各省（自治区、直辖市）的药品检验、药政管理以及有关单位代表共88人[①]。这次会议着重讨论了编制药典的指导思想、方法、任务和要求，交流了工作经验，确定了编制中西结合新药典的方案，并分工落实起草任务，提出了药品质量标准由“安全有效”上升到“三效”“三小”“五方便”。“三效”即高效、长效、速效；“三小”即毒性小、反应小、用量小；“五方便”即生产方便、服用方便、保管方便、运输方便、携带方便。

1973年4月，在北京召开第二次全国药典工作会议，讨论制订药典的一些原则要求，综合一些省市经验，进一步提出编写起草说明书的格式要求及中西药品的标准样稿，并根据药材主产地和药品生产情况，调整了起草任务。1979年10月4日卫生部颁布《中国药典》1977年版自1980年1月1日起执行[②]。

1977年版药典共收载药品1925种。一部收载中草药材（包括少数民族药材）、中草药提取物、植物油脂以及一些单味药材制剂等882种，成方制剂（包括少数民族药成方）270种，共1152种[③]；二部收载化学药品、生物制品等773种。

3. 主要特征

第一，具有明显的时代特征。“文化大革命”结束后，1977年版《中国药典》完成编制出版，成为具有明显时代特征的药典。这版药典修订具有特殊的时代背景，不少热爱药典工作的专家、教授们历尽艰辛，克服困难，为提高药典质量做出了重要贡献。这部药典一部收藏1152种药品，二部收藏773种药品，共计1925种，与1963年相比，数量上有了较大的增加，也是三个版本中收载品种最多的一版，并增加了少数民族医药。

第二，群众路线的产物。1977年版药典的编写强调贯彻正确的编修路线，坚持领导、专家与群众三者相结合的路线。坚持党的领

---

① 佚名：《编制国家新药典工作会议》，《中国医药工业杂志》1972年第6期。

② 佚名：《新中国中医药事业的光辉历程（1949—1994）》，《中国中医药信息杂志》1994年第4期。

③ 李静：《〈中华人民共和国药典〉的变化情况概述》，《生物学教学》2010年第8期。

导，依靠群众，不能全靠专家，领导体现党的领导，专家落实党的知识分子政策，发挥一技之长，群众则具有丰富的实践经验。设立领导班子，药典委员会办公室统分为商业部、燃化部、总后卫生部与卫生部。

第三，药品检验方法的改进。中成药都是复方制剂，少者几味，多者几十味，组成复杂，难以检定，不易辨别。1963年版虽然收载，但只凭处方和制法来控制还不足。如何利用科学方法来鉴别，成为药品标准工作者关注的问题。1977年版药典首次将显微鉴别方法列入《中国药典》，并对200多个中成药规定了显微和理化的鉴别方法。尤其是粉末显微鉴别，在制剂中初步打破了“丸、散、膏、丹，神仙难辨”的说法。[①] 此外，为正确、快速鉴别检定药品质量并缩小与国外的差距，卫生部药品生物制品检定所组织一些条件好的检验所互相测定复合，用紫外光光度法进行药品鉴别，还绘制了54个品种的红外光吸收对照图谱用于药品鉴别。

第四，收录少数民族药，药典内容更加丰富。中国是个多民族国家，有的民族如藏族、蒙古族等有着历史悠久的本民族传统医药。为贯彻党和国家的民族政策，经与几个自治区和多民族聚居的省如云南、青海的标办研究，推荐了一批各民族常用的、疗效肯定的药材和成方。1977年版药典收载少数民族习惯使用的药材32种，成方28种，其中有适合游牧民族的剂型、汤丸、煮服散等，[②] 药典内容更加丰富，体现了党和政府对少数民族同胞的关爱。

4. 社会影响

第一，充分依靠、发动群众，声势浩大。这版药典实际没有聘请委员会的委员，而是由药典委员会办公室和全国各省市中药品标准办公室协同组织有关部门和单位的技术人员起草、审核、讨论的，直接在标办的工作人员，参加调查研究、采集标本、测试、讨论工作等的难以计数。药典委员会为规范中药质量标准做了大量工作，1977年版《中国药典》在“十年动乱”之后发挥了保证药品质量的特殊作用。

---

① 袁士诚：《话说药典（四）》，《药物与人》1998年第11期。

② 同上。

第二，药品检验方法的改进，反映了中国医药卫生科技水平的进步。当时英美等发达国家的药典比较多的采用精密仪器鉴定药品杂质与含量，中国限于仪器设备还不普及，与发达国家还存在一定的差距，但随着中国药品检验方法的改进与创新，这种差距正在逐步缩小。

第三，坚持“独立自主、自力更生”的方针。1977 年版药典主张遵照毛主席“古为今用，洋为中用”“推陈出新”创造中国统一的新医学新药学的教导，编制国家药典坚持“独立自主、自力更生”的方针，走中国自己的医药卫生事业的发展道路，认真总结了生产和临床的实践经验，有分析、有批判地吸收国外有益的东西，为我所有。

第四，促进了医疗卫生福利事业的发展。1977 年版药典的编订路线同样被应用到卫生事业中，强调推动医疗卫生事业的迅速发展，必须鼓励群众全力参与。

从新中国成立到改革开放这三十年来，中国一共修订了三个版本的《中国药典》，1953 年版本的特点是中药、化药合为一部，1956 年版则是中药一部、化药一部，1977 年版又加入了少数民族药。每一版本都经过详细讨论与研究编订而成，都发挥了其独特的作用，为提高中国药品质量和推动中国医疗卫生事业发展做出了巨大贡献。纵观三版药典的发展，不难看出，每一版药典都有其特定的修订背景，深受当时政治环境和政治路线的影响，具有时代和政治特征。

五 1979—1997 年：向市场经济过渡与医药产业化背景下的《中国药典》及其发展

“文化大革命”结束后，随着党和国家工作重心转向经济建设，开始逐步探索符合本国国情的社会主义现代化道路，药品行业的标准化也逐步走向正轨。这一时期，中国主要制定了三部药典，分别是 1985 年版药典、1990 年版药典和 1995 年版药典。

（一）1985 年版药典

1985 年版药典是中国开始探索社会主义市场经济阶段制定的第

一部药典，是对1977年药典的继承。从所处的历史时期看，1977年版药典充满着过渡色彩，但依旧没有摆脱计划经济和指令型体制的窠臼。而1985年版药典虽然也处于过渡和探索时期，但已经粗具标准化特征，作为新时期的第一部药典，具有开创意义。

1. 修订背景

第一，1977年版药典的不足。如上所述，1977年版药典制定于"文化大革命"期间，成文于过渡时期，不可避免地带有计划经济和指令性体制的色彩。如，在指导思想上，强调与群众运动相结合，收录的品种混乱，部分收录的药品不能被用于临床；在制定过程中，贪大求全，急功近利，一些临床上还没有得到很好验证的药品就被收录进药典；在具体内容中，受制于科学技术发展，药品检测手段匮乏。这些问题都导致了药品标准整体不高，甚至部分药品标准被降低的情况，威胁着人民群众生命健康安全，重新修订势在必行。

第二，药品产业化的起步。"文化大革命"期间，由于经济权力的下放和药政体系的瓦解，全国出现了第二次乱办药厂的现象。计划经济开始松动后，药品的商品化生产便依托这些药厂开展。但是，这些药厂良莠不齐，药品生产领域混乱，质量难以保障。1979年4月，原卫生部部长钱信忠指出"医药品种十分混乱，不大整顿不行""一个是整顿药厂，一个是整顿品种"。[①] 随后，1980年2月，在国务院的组织协调下，全国开展了第二次整顿药厂运动，明确要求对于不符合药品标准的厂家限期整改，或者关、停、并、转。为了巩固这一次运动的成果，促进药品产业化健康发展，有必要清理不符合规范的药品标准，严格制定新的药品标准，从严制定1985年版药典。

第三，《药政管理条例》的实施。1978年7月，《药政管理条例》获得国务院批准实施，这是新中国继1963年发布的《药政管理若干规定》之后的第二个药政系统法规。该条例明确规定国家药品标准体系由国家标准（即中国药典）、卫生部颁标准和地方标准组成，强化了中国药典作为最高标准的权威性，为中国药典的制定提供了法规依据，也就对制定1985年版药典提出了更高的要求。

---

① 钱信忠：《钱信忠文集》，人民卫生出版社2004年版。

2. 编修过程

1979 年国务院批示重建国家药典委员会，原卫生部部长钱信忠任主任委员。委员会分设中医、中药、药理和医学、化学药品、生化药品、药剂、抗生素、医用同位素、生物制品、名词 10 个专业组。同年 12 月，卫生部在北京组织召开了第四届全体药典委员（扩大）会议，会议讨论通过了委员会章程、药品标准制定管理工作办法，并决定制定 1985 年版药典。

这一过程中，重点开展的是中药标准工作。1980 年 7 月中药专业组专家全体会议讨论确定了药典收载药材的细则，1981 年 6 月中医中药专业组联合会议，基本确立了本版药典收录的中药和中成药的范围。1982 年与中国药材公司进行座谈，研究在现有药材基础上，进一步提高药材质量的标准。1985 年版《中国药典》于 1985 年 9 月出版。经卫生部批准，于 1986 年 4 月 1 日起正式执行。

3. 主要特征

1985 年版药典编制的指导思想是实事求是，从实际出发，把不属于商品，自采自用的中草药及临床使用不成熟的新药剔除；工作方法上重视专家的作用与 1977 年版药典相比，本版药典更具有专业性、技术性和国际性。

该版药典共收载药品 1489 种。一部收载中药材、单味制剂 506 种，中药成方 207 种，共 713 种[①]；二部收载化学药品、生物制品等 776 种。共计比 1977 年版药典减少 436 种，但都是经过临床实践，标准规范较为成熟的药品种类。全书共 1531 页，约 240 万字。一部收载附录 59 项，其中 4 项是新增的；二部收载附录 76 项，其中 9 项是新增的。为便于检索，除正文前附有品名目次外，两部部尾均附有中文索引、汉语拼音索引和拉丁名索引。一部中还附有药材的拉丁学名索引。[②]

第一，药品标准的政治色彩逐步淡化，专业化水平明显提升。本

① 李静：《〈中华人民共和国药典〉的变化情况概述》，《生物学教学》2010 年第 8 期。

② 袁士诚、张庆玺：《中华人民共和国药典一九八五年版梗概》，《药学通报》1985 年 10 月。

版药典在工作方法上组织各省、自治区、直辖市协作起草标准和专家把关审查结合起来，充分发挥了专家的作用。特别是对 28 种中成药组成由生产、检验、教学、科研单位参加的协作组，进行了系统的科学研究。本版药典虽然收录药品总数减少，但是品种较为精炼，都是经过临床实践，比较成熟的药品，体现了提高专业性，减少一线技术工人推荐的编制特点，这样更加符合医疗用药的实际，反映中国医药的特色。

比如，在药品名称方面，本版药典做了较大的修订，抛弃了所谓“去除旧社会影子”的药品命名标准，恢复了中医药传统的药品。同时，由于上版药典编订时正值“文化大革命”期间，受当时的历史背景和一些错误思想的影响，对药品的命名曾过份强调“通俗”，因此，出现了一批暗示疗效的药品名称，如止血敏、甲亢平、导眠能、利眠宁、心得安、炎痛静等。针对上版药典药品名称上存在的混乱状况，在本版药典编订中经药典委员会名词专业组委员扩大会议多次讨论审议，确定药品的外文名称采用世界卫生组织（WHO）编订的国际非专有药名，尽量与国际通用名称一致。

第二，药品标准的科技含量明显增加。1985 年版药典采用了很多国内外的先进技术，提高了药品的质量标准。检测的新技术和范围进一步扩大，中药的显微鉴别进一步完善，中西药还增加了一批专属性较强，简便、易行的鉴别技术和检测范围。技术层面，增加了成效液相色谱法、荧光分析法、原子吸收光谱法等。检测范围层面，一部中增加了药材取样法、杂质检查法及鞣质含量测定法；二部中增加了注射液中不溶性微粒检查法、含量均匀度检查法、溶出度检查法等。

随着科学技术的进步和生产的发展，药物分析方法也日益向高精度、高效率、高灵敏度的方向发展[①]。维生素 E 过去限于技术原因，一直沿用铈量法测定含量，后来发现该法不能真实地反映药品的质量。用铈量法测定合格的产品，改用气相层析法测定，有的含量只有 70% 左右，实验证明是有关杂质干扰所致，故本版药典改为气相层析

---

① 庞志功、汪宝琪、叶震：《目前国内药物分析技术和方法的研究概况》，《西北药学杂志》1992 年第 4 期。

法测定。这样做有助于提升药品的整体质量，保护人民生命健康安全。

第三，药品标准逐渐与国际接轨。1985 年版药典在计量单位方面根据国家规定采用法定计量单位。所用量值及其符号按国际单位制（S1）的规定书写。这样便于中国标准和国际标准统一，也便于中国药品规范开展国际交流，借鉴学习外国先进经验，提高自身的药品标准。

例如，摄氏度的符号在温度数字后加注了摄氏温标符号“°C”；比重改称“相对密度”；物质的量浓度过去使用的浓度单位“当量及其符号 N”“克分子浓度及其符号 M”均废除，改用 mol/L 表示；压力改为以 Pa（帕）或 kPa（千帕）表示等。① 同时，1985 年版药典是中国历史上第一部翻译成英文的药典，受到国际社会的普遍关注，体现了中国对于药品标准开放的自信。

4. 社会影响

1985 年版药典是中国进入社会主义现代化建设新时期以来的第一部药典，其承上启下的重要意义是毋庸置疑的。无论是从修订的内容，还是从采用的技术上看，都带有较大的创新性和突破性，对促进药品生产、中医药保护、严格药品检验等方面具有极大的促进作用。

第一，提高了药品质量，促进了药品生产。长期以来，中国部分药品由于生产质量不稳定，一直依靠进口。如氟烷麻醉剂，通过制定 1985 年版药典，组织药品检验所、药厂、临床单位的协作，找出了有害杂质，改进了生产工艺，并在药典中增加了检查方法，使氟烷的质量标准大幅提升，甚至超过了当时英国药典的规定，临床应用效果很好。又如无味氯霉素，国内产品疗效一度不好，经研究制定标准，规定了鉴别检查的方法，改进了工艺，使其质量得到提高并出口到西欧诸国。

第二，按照标准严格检验，防止劣质药品进入市场。严格药品标准，对国际国内两个药品市场都起到了积极作用。一方面，在国际市

---

① 袁士诚、张庆玺：《中华人民共和国药典一九八五年版梗概》，《药学通报》1985 年 10 月。

场中，卫生部规定进口西药为法定检验商品，并指定上海、广州、天津的药品检定所承担起进口西药的检验工作。1985年版药典从严制定药品标准，为药品检验提供了依据，特别是在对外开放不断扩大的大背景下，从严把握进口药品标准，有助于维护国家利益和声誉，防止外国劣质药品流入中国市场。另一方面，在国内市场中，各省、自治区、直辖市药品检定所依据药典的有关标准，经常性地开展药品抽查工作，坚决查处不合格的药品生产厂家，有效地保护了产业化起步的药品行业，制止了不合格的药品进入市场，保障了人民健康。

第三，制定完善中药标准，有利于整理、发掘、提高祖国医药遗产。中医中药是祖国医学的伟大宝库，中药材品种来源较多，多数是植物药物，也有动物药、矿物药和加工品，成分复杂，地区使用习惯不一，存在同名异物的情况。中成药多是复方，少者几味，多则数十味，不易鉴别检验。1985年版药典在科研工作的基础上，增加了薄层层析等鉴定手段，并补充了一些控制质量的规定，既反映了中医中药的特色，又用科学的方法检定其质量，对保障人民生命健康安全有着积极的作用，也使得中药标准化逐步完善，赋予其新时期新的表现形式，发扬了祖国的医药遗产。

（二）1990年版药典

1990年版药典是中国具有承上启下意义的一部药典，它充分继承了1985年版药典，体现了社会主义商品经济向着市场经济过渡时期的特征，并结合对外开放的实际，以更具有国际化的色彩出现在世人面前。

1. 修订背景

第一，1985年版药典的不足。1985年版药典尽管在药品标准、技术方法，国际化等方面有着较大的进步，但随着经济社会的发展和实践活动，其存在的问题也不容忽视：部分药品生产工艺的改变导致药品缓释作用明显缩短，药效不显著；一些在实践中疗效得到很好验证的药品没有收录；部分药品检测手段较为烦琐，不利于开展大规模生产；药品标准过严过高，在实践中难以完全执行；具体标准与国际通行标准还有很大差距，如制剂的数量、杂质限度等；定性定量的检测方法和一些新的技术手段没有得到体现，这些不足都应当在新修订的 1990 年版药典中得到完善。

第二，医药产业的迅速发展。20 世纪 80 年代，中国各地陆续放松了对药品生产的高度集权的管理体制，这从一定程度上激发了药品生产的积极性，使得部分药品如生化药品的生产量猛增，制药全行业产值平均每年递增 10%，且外贸进出口顺差额呈日益上升趋势，成为创汇的重要行业之一。① 1985 年版药典部分标准明显跟不上生产的要求，有的工序过于烦琐，不利于规模化生产，有的标准过低，达不到进口国的最低要求。与此同时，各地由于经济发展的不平衡，生产条件也并不统一，对于一些在实践中发现的新药，生产工艺等也不统一，名称千差万别，亟须药品标准化，形成国内统一市场。这些都对 1990 年版药典提出了新的要求。

第三，药品法制化管理起步。1985 年 7 月 1 日，《中华人民共和国药品管理法》正式生效，各级政府和卫生部门高度重视，组织开展对药品生产企业、经营企业和医院制剂室进行检查验收，核发“三证”，依照《药品管理法》统一了药品审批工作，成立了药品审批委员会，建立了科学的审评程序。这一法律的实施标志着中国进入了“以法管药”的时期，逐步开始用法制化、规范化的制度约束代替人治的突击性运动执法。药典的性质不同于参考书，它具有准法定性，因此，对于 1990 年版药典更应力求规范化、标准化，配合《药品管理法》的实施，加快药品监督工作进入法制化的快车道。

第四，药品审批权的上收。“文化大革命”结束后，为了调动地方政府促进医药生产的积极性，在《药政管理条例》中，将新药（含仿制药）的审批权赋予了省级卫生行政部门。这在一方面促进了药品的生产，满足了人们的医疗需要，但是另一方面，也带来了为追求经济利润而忽视药品质量等问题。为了改变这一新药“泛滥”的局面，从 1982 年开始，中央就着手计划逐步收回新药审批权，但由于地方保护主义以及当时药政管理的混乱，直到 1985 年中央才开始

① 秦海：《中国药业：管理体制、市场结构及国际比较——中国药业研究报告》，未公开发表。

下发相关通知回收药品审批权，同年 7 月，卫生部颁布了《新药审批办法》，明确规定一类、二类、三类新药及特殊药品由卫生部审批。[①]经过中央和地方的几轮博弈，中央最终于 1986 年比较勉强地收回了新药审批权，各地审批的新药数量锐减，且这些所谓的“新药”基本上是一些仿制药。

2. 编修过程

1986 年，卫生部根据药典委员会章程聘请委员 150 人组建第五届药典委员会，由原卫生部崔月犁部长兼任主任委员，常设办事机构改为秘书长制。第一次全体委员会议确定编制《中国药典》1990 年版的指导思想和原则要求，会议确定 1985 年版药典起草单位继续承担 1990 年版药典任务，同时指出，现行药典收载的生测方法及药品品种数量及某些品种质量标准与国外先进标准比仍有差距，要求药检、生产、科研等部门应加强协作，力争 1990 年版药典在现代化仪器分析的检测水平上有显著提高，同时要根据实践情况和临床检验增加药品品种。

会议同时决定成立中药材、中药成方制剂、化学药、抗生素、生化药及药理等 10 个专业委员会[②]。全体会议结束后，在安徽马鞍山、福建漳州和四川等地又分别举行了各专业委员会的专业会议，安排起草和科研任务，明确由药典委员会、药品生物制品检定所、商业部食品局和中国医药工业公司联合成为审编主体。

在编制期间，1987 年 11 月《中国药典》1985 年版增补本出版，新增品种 23 种，修订品种 172 种，附录 21 项。1988 年药典二部注释选编出版。这些都成为 1990 年版药典的重要参考。

1989 年 3 月，各地起草的 1990 年版药典标准初稿基本完成，相关单位开始组织审稿和编辑加工。同年 12 月在北京举行药典委员会主任委员、副主任委员和各专业组长扩大会议进行审议，报卫生部批

---

① 中华人民共和国卫生部办公厅政策研究室主编：《中华人民共和国卫生法规汇编：1984—1985》，法律出版社 1988 年版。

② 张建武等：《中国药品标准制度发展简史》，《中国中药杂志》2010 年第 6 期。

准后付印[①]。1990年版《中国药典》于1990年12月3日颁布，经卫生部批准，自1991年7月1日起执行。

3. 主要特征

1990年版药典分一、二两部，共收载品种1751种。一部收载784种，其中中药材、植物油脂等509种，中药成方及单味制剂275种[②]；二部收载化学药品、生物制品等967种。与1985年版药典收载品种相比，一部新增80种，二部新增213种；删去25种（一部3种，二部22种）。

第一，药品标准注重实践与临床检验。在1990年版药典编制初期，国家有关部门提出了收录药品的标准："医疗必须，临床常用，疗效肯定，质量好，副作用较小；有标准规定能控制或检定质量的品种；工业生产的品种应是成批生产，工艺成熟，质量稳定。药典在制定过程中，突出重视实践和经过临床检验较为成熟的药品，对药品名录进行了增加和删除。其中，药典二部增加尤为明显，新增加品种213种（包括收载85年版药典增补本品种20种，85年版药典一部转本版二部品种5种）。在新增加的品种中，化学药、抗生素、生化药品等原料药共94种，生物制品2种，各类制剂117种"。[③]这和当时医药产业的蓬勃发展，医药机构大量使用一些新的疗效快，副作用轻的药品是密不可分的。

第二，药品标准化程度继续提高。1990年版药典延续1985年药典标准化的特征，努力提高标准化水平，特别是新药审批权上收中央以后，各地在中央的统一要求下清理地方的药品标准。[④]在药品名称方面，以明确、简短、科学，不用代号及不用容易混同或夸大疗效为

---

① 《中国药典是什么？历史沿革是怎样的?》，http：//www. china. com. cn/guoqing/2017－01/19/content_ 40135825. htm。

② 李静：《〈中华人民共和国药典〉的变化情况概述》，《生物学教学》2010年第8期。

③ 姚振刚、李智勇、王平：《中华人民共和国药典1990年版（二部）梗概》，《中国医药杂志》1990年第10期。

④ 傅俊一：《关于〈新药审批办法〉制定和贯彻情况的说明》，《中国临床药理学》1991年第10期。

原则[①]。本版药典收载的 967 种药品中有 83 种药品名称，依据上述原则进行了修订。其中 1985 年版药典品种的一些副名在本版中有些予以取消。这样的修订有利于药品的标准化和规范化，逐步做到“一药一名”。

最明显的是化学名称的修订，它主要体现在尽可能采用系统名称，避免用半系统名；母体选定尽可能与 CA 系统命名一致；取代基本的排列顺序力求做到规范化，即原则上按照《化学命名原则》（1980）规定的原子或基团的次序规则排列。此外，对顺反异构体和手性中心构型也采用了《化学命名原则》的表示法。[②]

第三，药品标准技术含量大幅提升。1990 年版药典所收载的品种，因新技术、新方法的不断发展，在质量标准及检验方法的修订方面有较多的变化，完善了药品标准检验方法，广泛吸纳了国内外先进技术和检测方法，测定指标更趋合理，主要表现在检测新技术的应用范围进一步扩大，鉴定手段的不断增多，还增加了一些检查项目，如溶液澄清度检查法、氟检查法等，检测结果也更为准确。

具体来看，随着分析技术的发展和各种分析仪器的推广普及，本版药典将各种光谱、色谱法用于药品的检查项比上版药典有较大幅度的增加。1990 年版药典对于已有的紫外光谱法、红外光谱法、薄层色谱法、纸色谱法等方法扩大了应用。其中紫外法为 134 种；TLC 为 78 种；纸色谱法为 16 种，主要增加在放射性药品的鉴别中。[③] 同时，1990 年版药典将高效液相色谱法应用于检查项，为本版首次采用。这是由于该法能排除干扰，定量准确。随着研究工作的不断深入，高效液相色谱法在国家药品标准中用于药品的检定范围还将进一步扩大。1990 年版药典还增加了电泳法、维生素 D 测定法、经丙氧基测定法、甲氧基测定法、洋地黄生物检定法等[④]。

---

① 江和平：《学会认清药品的通用名》，《家庭中医药》2004 年第 10 期。

② 姚振刚、李智勇、王平：《中华人民共和国药典 1990 年版（二部）梗概》，《中国医药杂志》1990 年第 10 期。

③ 同上。

④ 姚振刚、李智勇、王平：《中华人民共和国药典 1990 年版（二部）梗概》，《中国医药杂志》1990 年第 10 期。

第四，药品标准进一步与国际接轨。1990 年版药典延续 1985 年版药典的做法，继续同国际先进标准靠拢。一方面，继续强调药品的外文名称采用世界卫生组织编订的国际非专有药名，已有药品尽量与国际通用名称一致。另一方面，将 1985 年版药典中的“作用与用途”“用法与用量”（以下简称“四用”）等内容进行了简化，改称“类别”“剂量”[①]，这是一项较大的改变。这是由于药典中所收载的“四用”内容难以概括临床应用的实际情况，远远不能满足临床的需要，因此向国外发达国家的药典学习，将此部分尽量简化。

4. 社会影响

第一，进一步规范了药物标准，保障了人民群众生命健康安全。1990 年版药典充分配合了《中华人民共和国药品管理法》的实施，使其中规定的药物标准有章可循，统一了执法标准，有利于药政执法，为人民群众生命健康安全提供了成熟的法制保护。委员会另组织编著《临床用药须知》一书，以指导临床用药，有利于规范临床药物标准，为人民群众生命健康安全提供了有效的标准保证。同时 1990 年版药典将疗效不确切、毒副作用大、质量不可控、临床需求明显萎缩的品种删除，有助于规范企业生产行为，为人民群众生命健康安全提供了积极的实际保障。

第二，促进了医药产业的发展，医药产业产值显著上升。1990 年版药典所规定的药品标准在 1985 年版药典的基础上根据实践和临床使用进行了调整，变得更具有可操作性，这极大地促进了医药产业的发展。1995 年中国的医药工业总产值为 1040 亿元，在“八五”期间年均递增 21%，按可比价格计算是 1990 年的 2.5 倍；1995 年的医药商业销售额达到 750 亿元，是 1990 年的 2.01 倍[②]；1995 年医药产业出口创汇达到 30 亿美元，是 1990 年的 2.6 倍；1995 年的化学原料药总产量为 33 万吨，是 1990 年的 1.7 倍；1995 年医药产业固定资产原值突破 500 亿元，是 1990 年的 3.8 倍。[③] 这些数字充分说明了我国

---

① 姚振刚、李智勇、王平：《中华人民共和国药典 1990 年版（二部）梗概》，《中国医药杂志》1990 年第 10 期。

② 陈统辉：《我国医药市场简析》，《上海医药》1997 年第 1 期。

③ 江一帆：《面向 21 世纪的中国医药产业》，《中国药房》1996 年第 7 期。

医药产业在 1990 年至 1995 年期间的蓬勃发展。作为医药行业的总标准，这些进步和 1990 年版药典更加标准化、规范化，进而可操作性明显上升是有很大关系的。

第三，深化了对中医药的保护，充分发掘了中国药学宝库。1990 年版药典将制定中药标准的重点放在提高水平上，继续发展和扩大现代化科学技术的应用，将中医药传统经验与现代科学技术密切结合，有利于分析中医药的成分，更好地提炼中医药的精华。例如，1990 年版药典首次引用现代仪器的检测方法，如高效液相色谱法、气相色谱法和薄层扫描法等。1990 年版药典以中医理论为指导，在中药质量标准中指标控制含量限度与疗效的关系方面有所创新和突破，使中药标准做到可控、可行、可靠，更好地保证用药安全与有效。

同时，药品目录的净化有助于提升药典收录药品的质量，如六味地黄丸、牛黄清心丸等药物原先缺乏基础研究，未以实验阐述作用机理，在认同推广上有局限性，其质量是以“药材道地、选料上乘、如法炮制、精工制造”来保证的，尚未建立起客观的、统一的质量控制及保证体系，质量因厂家而异，地方标准迥异，全国不能统一。药品审批权上收后，这些药品的标准由国家组织专业技术人员负责制定，统一了标准，扩大了药源，提升了质量。① 这些都提高了药典作为药品技术性法规的权威性。

（三）1995 年版药典

1995 年版药典是党的十四大之后，中国明确宣布建设社会主义市场经济后制定的第一部药典，也是中国建立相对集中和独立的食品药品监管体制机制前的最后一部药典，它对于开创食品药品的监管型体制具有突出的先导作用，具有鲜明的标准化色彩。

1. 修订背景

第一，1990 年版药典的不足。1990 年版药典虽然在促进医药产业发展，保障人民生命健康等方面有着巨大的推动作用，在标准制定

---

① 张世臣：《新药审批，促进了中药新药水平的提高》，《中药新药与临床药理》1998 年第 3 期。

方面是较为完善的，但是，随着经济社会的发展，药典中所记载的内容已经不能满足市场、临床实践等方面的需求。如 1990 年版药典所载品种部分被市场淘汰，部分临床上验证效果较好的药品却没有载入，部分药品标准过宽过低，新技术的发展没有体现在药典之中，既有技术应用范围较窄等，这些都为 1995 年版药典的修订提供了空间。

第二，医药产业的恶性竞争，带来了严重的质量问题。20 世纪 90 年代以来，建立社会主义市场经济的号角推动了医药产业的发展，但当监管体制机制不完善时，竞争就会失控。1990—1994 年，全国小型制药企业数量平均以每年 5.5% 速度迅速增加[①]，导致重复建设。具体产品上，例如土霉素，1980 年在全国仅有 46 家厂家，而到了 1993 年则猛增到 80 多家，全国年生产能力翻了几番，突破 1.2 万吨。过高的产能却面对着并不高的需求，这就导致了恶性竞争的到来。众多商家为了促销，价格一降再降，为求利润偷工减料，降低质量，引发了国家对于药品质量安全管理的全面失控。

1990 年全国共查处假冒伪劣药案 13650 起，1993 年查处 24500 起，到了 1994 年则飙升到了 10 万余起。[②] 另外，从抽验合格率看，1990 年全国抽验不合格率为 9.2%，但到了 1994 年，不合格率高达 16%，在抽验总量大致相当的情况下，不合格的产品数量竟然翻了一番。这其中固然有监督力度逐步加大的因素，但是，药品质量急剧恶化却是不争的事实。这时候必须制定一个标准更加明确、细化和严格的药典来规范药品的质量。

第三，地方药政药检机构提出"管、帮、促"的理念。20 世纪 90 年代以来，一些药政药检机构基于发展医药产业的考虑，提出了"管、帮、促"的口号，即通过管理药品质量的方式，来达到帮助医药企业提高生产和经营水平的目的，从而最终促进整个医药行业的健康有序发展。"管、帮、促"的理念要求药品质量管理工作不能以纯行政命令的方法进行，在实践中，部分地区为了促进产业发展，放松

---

① 李铁民：《中小型制药厂（公司）运行疾症之我见》，《乡镇经济》1994 年第 11 期。

② 兰英春、陈丽、刘焕秋：《加强药品市场管理，保障人民用药安全》，《中国药房》1993 年第 3 期。

了对医药厂商和医药公司的质量检查，尽量缩短为药厂报批新药的时间，在实践中也产生了一系列问题，对药品质量的下降起了推波助澜的作用。为了保证药品的质量，就必须在药品标准上下功夫，做好事前控制。这也是对1995年版药典提出的新要求。

2. 编修过程

1991年，卫生部组建第六届药典委员会，聘请委员共168人，原卫生部陈敏章部长兼任主任委员。同年5月16日至18日委员会召开第一次全体委员会议，讨论通过了委员会的章程，决定编制1995年版《中国药典》，并成立由主任委员、副主任委员和专家共11人组成的常务委员会。

会议还决定分设13个专业组，即中医专业组、中药材专业组、中成药专业组、西医专业组、药理专业组、化学药专业一组、化学药专业二组、化学药专业三组、抗生素专业组、生化药品专业组、生物制品专业组、放射性药品专业组、药品名词专业组。会后，各专业组分别召开专业组委员扩大会议，安排落实全会提出的任务①。

1993年，本着附录先行的原则，1995年版药典附录初稿发往各地，作为起草、修订正文标准的依据。1994年7月各地基本完成了标准的起草任务，由药典委员会各专业委员会分别组织审稿工作。1994年11月，标准提交药典会常务委员会扩大会议讨论审议，获得原则通过，报请卫生部审批付印。1995年版《中国药典》于1995年8月发布，经卫生部批准，1995年版《中国药典》自1996年4月1日起执行。

3. 主要特征

新版药典收载品种共计2375种。一部收载920种，其中中药材、植物油脂等522种，中药成方及单味制剂398种；二部收载1455种，包括化学药、抗生素、生化药、放射性药品、生物制品及辅料等。一部新增品种142种，二部新增品种499种。

第一，药品标准化水平迈上新的台阶。1995年版药典对于标准要求得更加严格，中国药典是国家法定技术标准，收载的药名具有法

① 《中国药典是什么？历史沿革是怎样的?》，http：//www. china. com. cn/guoqing/2017 -01/19/content_ 40135825. htm。

定性，反映了一个国家的药品生产技术水平和立法水平。

新版药典借鉴各国药典收载药名的经验，中文药名只收载通用名称，不再列副名。外文药名，一部传统中药，因大多为天然药物，国际上通用拉丁文学名，仍照旧采用拉丁文药名；二部现代药药名，从实用性和国际通用性出发，英文药名尽量与国际非专利名称一致，取消拉丁文药名改为英文药名；附录改为分类编码，即一个附录一个号码，固定不变，在正文标准中引用的附录以编码代替页码，以利于读者查阅和编辑出版。同时，标准格式、内容和文字叙述，按照药典编写细则，亦做了适当的修订。在印刷质量、封面设计和装帧等方面，亦有一些改进，以体现药典的庄重、美观和耐用。

第二，药品标准技术进一步得到应用。按照编制中国药典传统中药标准要立足于特色、现代药标准要立足于赶超世界先进标准的指导思想，先进的分析技术在 1995 年版药典中进一步得到扩大应用。

一部传统药有真伪鉴别、含量测定和纯度检查的药品较 1990 年版药典显著增多。以色谱法为例，采用薄层色谱法、高效液相色谱法和气相色谱法的品种已达 449 种（次），1990 版药典仅为 267 种（次），其中薄层色谱法占主导地位有 434 种（次）。二部现代药的标准，除一些经典的化学分析方法被继续采用外，采用色谱法和光谱法的品种较 1990 年版成倍增加。以化学药品和抗生素为例，采用高效液相色谱法和气相色谱法的品种共有 211 种（次），1990 年版药典仅为 92 种（次）。[①]

第三，标准制定首次没有经过地方遴选。1995 年版药典之前，各版药典中收录的新增品种首先是由地方上报，再由卫生部药品检定所自己或者指定某些地方检定所对药品进行分析、遴选的。但是，随着医药产业化的不断发展，地方药品产业的恶性竞争使得部分地方标准为迎合产量的扩大而一降再降，已经无法成为药典的参考目录。所以，1995 年版药典的新增品种是从地方标准中经临床评议认可并已上升为部颁标准和新药已转为正式部颁标准中遴选的，改变了以往单一从大量地方标准中遴选品种上药典的办法。遴选的原则为疗效肯

---

① 朱济广：《中国药典 1995 年版概况》，《中国药学杂志》1995 年第 8 期。

定，临床常用，正常生产和质量标准较完善的品种。

第四，相关国家标准配套丛书出现。在 1995 年版药典修订的同时，除了药典的增补本和注释外，卫生部首次编制了与国家标准相配套的丛书，从而使受众更加深入地了解药典的内容，更加准确、方便地掌握药典规定的药品标准，具体的有《药品红外光谱集》第一卷（1995 年版）、《中药彩色图集》《中药薄层色谱彩色图集》和《中国药品通用名称》等标准方面的配套丛书。

4. 社会影响

第一，提高了药品标准，药品质量明显好转。1995 年版药典从严制定药品标准，牢牢树立起质量第一的理念。作为技术法规，围绕检验方法的专属性进行了大量的增、修订工作，增加了检验方法的科学性、先进性与实用性，同时，从细节上更加强调对统一标准的追求，这对规范药品生产起到了极大的促进作用，提高了药品质量。各生产厂家根据药典的要求，制订了一大批药品生产的实施细则，普遍开展了关键工艺、设备的质量验证。从药品抽验合格率来看，1997 年仅为 83.5%，而到了 2000 年已经上升到了 95%。由此可见，中国药品质量较 1995 年版药典制定之前已经有了明显的好转。

第二，加强了药品监督管理法规体系建设，做到有法可依。1995 年版药典作为药品技术层面立法与作为政治层面立法的《药品管理法》遥相呼应，共同加强了药品监督管理法规体系建设，为整顿药品生产经营秩序，严格打击各种制售假劣药品，促进医药厂家有序竞争等方面提供了法律依据和技术保障。同时，国家药典作为技术法规，统一了全国执法标准，确保了药品执法监督工作公平、公正、廉洁、高效。

第三，推动“科教兴药”战略，促进医药产业发展。1995 年版药典对新技术的大面积应用体现了“科学技术是第一生产力”的原则。科技进步是经济发展的决定性因素，也是推动国家药典发展，实现正规化和标准化的动力和源泉，因此，推动药典发展必须依靠科技进步。反过来，国家药典将科学技术进步的成果进行应用，确认其在药品鉴定中的作用，积极利用现代药学科学技术手段和一切先进成果，又极大地鼓舞着中国医药科学技术的研究，促进中国医药科学技术的成果向产业化和国际化方向迈进，进而促进全国医药产业化的发展。到“九五”末，医药攻关成果产业化的增产值累计达46亿元，利税15亿元，新产品的利税率近33%。按国家科技攻关投入经费3500万元和企业及部门自筹经费1.9亿元计算，投入产出比达1:6.67，部分品种达1:11。[①]

（四）小结

1979年至1997年是中国开始探索建立社会主义市场经济的时期。这一时期，医药产业蓬勃发展，国家开始关注医药卫生领域的法制化建设。随着一些假药案的查处，国家和社会越来越认识到国家药品标准的地位和作用，主要是对药品生产起保证和指导作用；是药品监督管理的技术依据；是用药安全有效的保证；是促进对外贸易的重要手段等。

而国家药典的发展和这一时期的时代特征紧密相关。国家药典是检定药品质量的国家标准，这对国家药典提出了更高的要求。与此同时，高标准严要求的国家药典又为医药行业发展提供了可操作的标准，促进了医药产业的发展。只有充分认识到标准的重要性，不断根据经济社会发展修订药品标准，才能使得中国药品管理体制有法可依，从而为建设监管型体制提供基础设施。

这一时期，医药科技也在不断发展，一些新的药品鉴定法出现，检测范围也因为新的技术发展而得以扩大，这就为药典的编写和发展提供了技术支撑，使得药典一方面标准化水平不断提升，另一方面逐渐和国际接轨，提升了药典的科学性和专业性，为药品监管体制建设注入了更多的科学技术因素。

总的来说，这一时期是中国药品管理体制从指令型体制向监管型体制过渡的关键时期。国家药典的标准化程度不断提高，专业化水平不断上升，国际化色彩不断增加，促进了药品质量的提升，保障了人民群众生命健康安全，推动了医药产业的快速发展，保护了中国传统中医药的精华。这一时期的药典编制为中国药品监管型体制建设提供

---

① 王明学：《我国医药行业“八五”成就和发展规划》，《现代化工》1996年第6期。

了技术法规，统一了执法标准，奠定了制度基础，具有承上启下的作用。

但是，这一时期的药典依旧存在着一些突出的问题，如部分药品标准规定的过松或者脱离实际，药品标准专业化程度不足，与国际先进水平相比仍有很大差距。特别是在药政执法过程中，药典作为技术性法规的特质没有得到充分体现，执法一方面随意性依然较大，另一方面标准空白也比较大，这些都为药典的发展留下了空间。

六　1998 年至今：药品安全和科学监管体制下的《中国药典》及其发展

1998 年 3 月，九届全国人大一次大会通过了《关于国务院机构改革方案的决定》，决定在原来的国家医药管理局、卫生部药政管理局和国家中医药管理局的基础上成立新的国家药品监督管理局，为直属于国务院的副部级机构，是国务院主管药品监督的行政执法部门。受机构改革的影响，1998 年 9 月，原卫生部药典委员会更名为国家药典委员会，并划转归新成立的国家药品监督管理局管理，其管理体制和关系得到进一步理顺。机构管理体制的改革，是国家改革医药管理体制，建立一个集中、统一、政企分开的药品监管体系的重要举措，也直接对包括药典在内的药品标准编纂和修订工作产生了重要的影响，加之中国医药产业的飞速发展以及医药科技的进步，相形之下，这一阶段的三届《中国药典》的编纂和修订的科学化、民主化和专业化程度明显提高，同时也带有各自鲜明的特征和受到当代社会的影响。

（一）承前启后的 2000 年版《中国药典》

虽然第七届药典委员会于 1996 年 5 月就已经由卫生部批准成立，并由卫生部聘请 204 位委员组成，其中名誉委员 18 人，原卫生部陈敏章部长兼任主任委员。[①] 然而，由于药典委员会归口领导部门和主

① 陈敏章：《陈敏章部长在第七届国家药典委员会全体委员会议上的讲话（摘要）》，1996 年 5 月 9 日，《中国药事》1996 年第 4 期。

任委员后来发生变化等临时性变化因素，导致2000年版的《中国药典》的修订和编纂带有一定的过渡和综合性色彩，也使得该版《中国药典》在中国药典发展历史上具有比较特殊的承前启后的地位。

1. 修订背景

第一，国家医疗卫生政策对发展中医药和对药品生产流通体制改革的强调。1997年1月，《中共中央、国务院关于卫生改革与发展的决定》正式颁布，提出"中西医并重，发展中医药""加快制定中药的质量标准，促进中药生产和质量的科学管理"[①]。从1998年开始，国家开始推行"三项改革"，即医疗保险制度改革、医疗卫生体制改革、药品生产流通体制改革，将药品生产流通体制作为国家医疗体制改革的三大支柱提出[②]，这种力度也是前所未有的，药品的流通和监管在医疗政策中的地位稳步上升，这个变化直接影响了2000年版《中国药典》的修订。

第二，"医药分业"模式的讨论与国家药品监管体制的调整。从1997年开始，学术界和产业界陆续有人提出中国应当仿照发达国家和地区，实行"医药分业"模式[③]，虽然这一建议并未马上被政府采纳，但却在客观上加强了药品管理在医疗卫生政策中的相对独立性。随之，相对独立统一的国家药品监督管理局成立，原卫生部药典委员会也更名为国家药典委员会，药品监督管理工作从传统的医疗卫生政策范畴中逐步相对独立出来，获得了比之前卫生部时代更大的重视力度。

第三，医药产业和生物技术的发展。随着中国医药产业的发展，中国民族医药产品的剂型开始出现多样化，尤其是巴布膏剂、搽剂、滴鼻剂、气雾剂（喷雾剂）产品越来越多，而这些剂型的生产标准在1995年《中国药典》中仍然缺乏。同时，随着中国医药科技水平的迅猛发展，生物技术产品在药品领域的应用已经得到越来越广泛的

① 《中共中央、国务院关于卫生改革与发展的决定》，《中国卫生经济》1997年第3期。

② 《李岚清在全国城镇职工基本医疗保险制度和医药卫生体制改革会议上强调：同步推进三项改革，满足群众医疗需要》，《改革与开放》2000年第8期。

③ 吴激：《关于医药分业问题的探讨》，《中国医院》1998年第1期。

发展，而像青蒿素、阿奇霉素、罗红霉素、法莫替丁等新药已经在中国临床中广为使用。此外，医药检测科技发展迅速，蒸馏法、气相色谱法、火焰光度法、毛细管电泳法等新方法使用越来越广，而紫外分光光度法、高效液相色谱法等传统的方法也越来越丰富，这些都需要 2000 版药典加以规范。

2. 修订过程

1996 年 5 月经卫生部批准，第七届药典委员会成立，委员的产生采用续聘和增聘相结合的原则，在第六届国家药典委员会的基础上组建而成。从学科专业发展、工作连续性、编制药典工作特点和实际工作需要出发，第七届国家药典委员会共有委员 204 人，较上届增加了 18%。考虑到国家药典委员会的权威性，本届药典委员中，既有一批德高望重的中西医学、药学老专家，也有一批有一定学术造诣的中青年专家。大部分为全国著名的中西医药专家或学科带头人。应工作需要在常务委员会下设 16 个专业委员会，分别承担了《中国药典》2000 年版一部、二部的相应任务①。

以《中国药典》2000 年版一部修订为例，国家药典委员会先后召开了五次中药材、中成药专业委员会扩大会议、一次中医专业委员会会议和一次经验交流会议，就中药标准提高工作做了研讨、部署、检查和总结。1996 年 11 月 28 日至 12 月 2 日“中国药典 2000 年版中药专业委员会扩大会议”召开，在这次会议上落实了中药材、药材炮制品、中成药等新增品种的起草任务；同时落实了老品种标准增、修订的科研项目 600 余项和附录增、修订内容；落实了标准新增项目按方法集中进行复核的具体分工单位②。这次会议是 2000 年版药典一部中药标准提高的良好开端。

1998 年 1 月 11—15 日“中国药典 2000 年版中药附录通则和编写细则审稿会议”在杭州召开，审定了新增附录、修订附录等及制剂通

---

① 郑筱萸:《加强药典编制工作，促进药品监督管理——国家药典委员会主任委员、国家药品监督管理局局长郑筱萸在第八届国家药典委员会成立既全体委员大会上的讲话》，《中国药品标准》2002 年第 5 期。

② 齐平、张景保:《关于〈中国药典〉2000 年版（一部）情况介绍》，《中国药品标准》2000 年第 1 期。

则，根据中药特色，增收了新的检查方法及新的制剂通则；会上还审定了中药材、中成药标准编写细则。增、修订附录于1998年2月发布试行，中药材、中成药编写细则于1998年10月发行，为药典标准正文的修订工作奠定了基础[①]。

1999年5月10—14日，“中国药典2000年版中成药专业委员会扩大会议”在广东省中山市召开，对2000年版药典中成药新增品种、老品种增、修订的薄层鉴别和含量测定项目进行了审定，为中成药的标准提高严格技术把关。1999年7月4—14日“2000年版药典中药标准终审及统稿会”在北京召开，邀请部分委员和专家对每个品种再次审定[②]。《中国药典》2000年版于1999年12月经第七届药典委员会常务委员会议审议通过，报请国家药品监督管理局批准颁布，于2000年1月出版发行，2000年7月1日起正式执行。

3. 主要特征

早在1996年的第七届药典委员会全体委员会议上，原卫生部长陈敏章就提出2000年《中国药典》的一部（中药）要“突出特色，立足提高”，其主要的目标定位为形成以国家药品标准为主体的标准体系，将临床常用、疗效肯定、质量良好、稳定生产的品种收入药典；标准的总体水平基本上要达到或接近发达国家水平，采用的附录应基本囊括国际现行药典的常用分析技术；部分品种标准与附录方法能具有本国特色或与国外先进标准相一致[③]。

2000年版《中国药典》在2000年2月4日颁布，自2000年7月1日起执行，共收载2691个品种标准，其中一部收载992种，二部收载1699种，两部共新增品种399种，修订品种562种。这版药典的附录做了较大幅度的改进和提高，一部新增附录10个，修订附录31个；二部新增附录27个，修订附录32个。二部附录中首次收载了药品标准分析方法验证要求等六项指导原则，对统一、规范药品标准试

---

① 齐平、张景保：《关于〈中国药典〉2000年版（一部）情况介绍》，《中国药品标准》2000年第1期。

② 同上。

③ 陈敏章：《陈敏章部长在第七届国家药典委员会全体委员会会议上的讲话（摘要）》，1996年5月9日，《中国药事》1996年第4期。

验方法起指导作用。现代分析技术在这版药典中得到进一步扩大应用。具体地说，同往版药典比较主要有以下几个变化或特点。

第一，药典附录和凡例内容有较大扩充，得到进一步完善和优化。药典提高了收载品种的质量标准水平，在分析技术与方法、含量测定等诸多相关技术方面有了较大发展。

第二，坚持先进与特色相结合。药典坚持一部“突出特色，立足提高”，二部“赶超与国情相结合，先进与特色相结合”的指导思想，尽可能吸纳当时的国内外较先进的分析手段，并结合国情确立科学的应用原则，既不因循守旧，又不盲目赶超，着力于注意保障药品质量控制的实效，明显加大了收载新增品种和退载的老品种的调整力度①。

第三，做到了当年颁布，当年执行。药典从颁布到开始执行留出了几个月的宝贵时间，同时英文版药典也做到了同年出版发行，大大加强了新版药典的出版发行、宣传贯彻与落实执行的力度，提高了药典的国际化水平。

第四，与时俱进提升药典技术化水平。在具体的内容修订上，一部在制剂通则部分增加了药粉等级规定，将平均装（重）量比较检查修订为全部与标示装（重）量比较检查，制备方法由提取、滤过（或其他）、浓缩修订为提取、纯化、浓缩，修订制剂定义，在原料来源中增加了药材提取物；在检查方法部分，在水分测定法中增加了“气相色谱法”，在乙醇量测定法中增加了“蒸馏法”，并进一步完善了紫外分光光度法、高效液相色谱法、微生物限度检查法等传统检验方法②。

而二部则明确了药物制剂人体生物利用度和生物等效性原则，同时规定了药品只有一个法定名，避免药品名称的混乱以及同物异名或同名异物的问题；基因工程产品首次载入药典；收载了中国首创品种

---

① 郑筱萸：《加强药典编制工作，促进药品监督管理——国家药典委员会主任委员、国家药品监督管理局局长郑筱萸在第八届国家药典委员会成立既全体委员大会上的讲话》，《中国药品标准》2002年第5期。

② 陈琴鸣：《2000年版〈中国药典一部附录主要修订内容〉》，《中药研究与信息》2000年第9期。

及目前广泛生产、使用的新药品，如阿奇霉素（片、胶囊、干混悬剂）、罗红霉素（片、胶囊、颗粒）、法莫替丁（片、胶囊、注射剂）；规定了化工原料作为药用时，必须制定药用的标准，并需经卫生行政部门的批准；规定了动物实验中动物的品系、年龄和性别等内容；在分析方法中新增了火焰光度法、毛细管电泳法、X－射线衍射法、渗透压摩尔浓度测定法等[①]。

第五，强化了药典的社会功能。进一步明确《中国药典》作为国家药品监督管理法定标准和保护人民用药安全的功能，删除了部分疗效不明确、毒副作用大的品种。更新和淘汰了一些疗效不明确、质量不稳定的老品种，使国家药典真正反映出中国医药生产及临床应用的实际情况，成为国家药品标准的主体，进一步提高了中国药典的权威性[②]。为此，医学专业委员会对原1995年版药典品种逐一进行了审核并提出了101个拟不收入2000年版药典的品种。经两年多来的征求意见及有关专业委员会认真讨论，最后决定删除溴化钠、甲丙氨酯等79个品种[③]。

4. 社会影响

2000年版《中国药典》是国家药品监督管理体制调整之后颁布的第一部药典，也是中国第一部跨世纪的药典，在国家药典的历史发展过程中具有非常重要的承前启后的地位。后来发展的历史证明，2000年版《中国药典》无论是对中国的药品质量监管，还是医药产业发展，包括临床用药的指导，都产生了重要的社会影响。

第一，有力地支撑和推动了中国药品监管事业的发展。前文曾经提及，相对于1995年版《中国药典》，2000年版《中国药典》加大了对国内生产的安全有效、临床常用的治疗药物的收入，以鼓励医药企业研发和生产安全有效、质量可控的高质量药物产品，同时删除了溴化钠、甲丙氨酯等79个疗效不明确、毒副作用大的品种。此外，

① 刘晓晴、邓蓉玲等：《〈中国药典〉2000年版二部凡例与附录（草案）修订简介》，《华西药学杂志》2000年第15期。

② 王平、王志清：《〈中国药典〉2000年版（二部）内容介绍》，《中国药品标准》2000年第10期。

③ 同上。

由于中国很多药品存在没有有效期规定的现象，为进一步科学规范地开展有效期的考查制订工作，本版药典收载了药物稳定性试验指导原则①。这些修订都为保障中国人民的用药安全提供了更加坚实的技术和标准保障。

第二，保障和推动了中国医药产业平稳、健康、有序发展。本版药典不仅将在中国长期被临床使用证明安全有效的一些新药品种（如青蒿素、蒿甲醚、卡前列甲酯等）列入其中，有力地推动了中国医药产业在上述新药产品中的研发和生产，而且新增了空心胶囊、肠溶空心胶囊、卡波姆、倍他环糊精等辅料品种，为进一步提高中国制剂的生产水平提供了依据。更为重要的是，本版药典首次收入重组人胰岛素（注射液）、重组人生长激素（溶液及粉针）、精蛋白重组人胰岛素注射液等 9 种生物技术产品，为中国生物制药产业的发展提供了强大的技术标准动力。

第三，推进了中国医药科技的发展与推广，提高了中国药品标准的国际化水平。不论是一部还是二部，本版药典增加了许多国际上较为前沿，或结合中医药特征由中国独创的药品检验检测办法，对已有的检验检测方法也进行了进一步的丰富与完善，这不仅是对中国医药科技发展已有成果的确认，更为下一步这些医药科技的发展与推广提供了强大的标准支持。同时，本版药典首次收入基因工程产品，大大推动了中国基因工程制药技术的发展，并为下一部药典中生物制品独立成部奠定了基础。此外，此版药典中英文同步发行和出版，较往届往版大大缩短了时间差，中英文版的中国药典基本做到了同期同刊，这极大地便利了中国药品标准与国际药典的交流，提高了中国药品标准的国际化水平。

（二）“监、帮、促”背景下的 2005 年版《中国药典》

如果说 2000 年版《中国药典》是一部承前启后色彩非常浓厚的药典，那么 2005 年版《中国药典》则是一部创新色彩更强、富有前

---

① 郭业青：《对当前药品有效期标示的几点建议》，《药学与临床研究》1997 年第 5 期。

瞻性的药典。2002年10月，经国家药品监督管理局批准，第八届药典委员会成立。受到药品监管体制改革以及药典委人事新老交替的影响，与往届相比，虽然本届药典委员会正式组建的时间晚了两年多，但编修工作进展后来迎头赶上，而且在药品标准统一化、国际化等方面都具有很浓的创新色彩，因此可以被视为一部具有一定开创性的新世纪药典。

1. 修订背景

第一，“以监督为中心，监、帮、促相结合”监管理念的提出。在1999年2月召开的全国药品监督管理工作会议中，原国家食药监局长郑筱萸在会议讲话中明确提出“以监督为中心、法规为依据、技术为依托、基层为重点，‘监、帮、促’相结合”的药监工作指导原则，并强调“加强药品监督管理和促进医药经济发展是相辅相成的”①，其核心思想是辩证处理药品安全监管与医药产业发展之间的平衡关系。此后的几年时间内，国家药监部门所进行的药品审评集权、地标升国标以及强制推行GMP认证都是在这种指导思想下开展的。

作为国家药品标准的最集中载体，2005版《中国药典》的编纂与修订必然要与这一“监、帮、促”监管原则和思想相契合，在内容上也必然会带有较强的“监、帮、促”色彩。为此，郑筱萸在本届药典委员会成立大会的发言中明确提出“认真贯彻‘以监督为中心，监、帮、促相结合’的工作方针”②。

第二，“地标升国标”运动的开展与药品标准的统一。早在1996年第七届药典委员会成立大会上，原国家医药管理局局长郑筱萸就提出“目前药品地方标准多，水平低，已成为影响提高药品标准水平的突出问题，希望卫生部能加强整顿地方标准工作的力度，并限制审批地方标准，使在‘九五’期间能真正形成以国家药品标准为主体的

---

① 郑筱萸：《抓住机遇，深化改革，努力开创我国药品监督管理工作新局面》，《中国药品监督管理年鉴2000》，化学工业出版社2000年版。

② 郑筱萸：《加强药典编制工作，促进药品监督管理——国家药典委员会主任委员、国家药品监督管理局局长郑筱萸同志在第八届国家药典委员会成立暨全体委员大会上的讲话》，《中国药品标准》2002年第5期。

标准体系”[1]。2001 年修订的《药品管理法》明确提出“药品必须符合国家标准”，药品地方标准至此失去正式的法定地位。

六年后，郑筱萸又在第八届药典委员会上提出“加强和提高国家药品标准，必须首先从药品研制、生产、检验等基层单位工作做起。药品审评注册管理部门在审批试行标准时必须认真核定，注意平衡协调试行标准的相关性与系统性”[2]。这些信息都表明，除了极少数比较特殊的中药材及炮制品标准之外，绝大部分的地方标准通过被转为国家标准、暂停使用以及完全退回等方式予以撤销，2005 年版《中国药典》的编修将在全面整理地方药品标准，统一国家药品质量标准方面发挥重要作用。

第三，中国加入世界贸易组织，推动医药产业进一步国际化。2001 年 12 月，中国正式加入世界贸易组织，其中涉及医药行业及相关的承诺主要有 5 个方面：药品知识产权的保护、降低进口药品的关税、取消对进口大型医疗器械的限制、开放药品分销服务、放开医疗等，这会给正处于发展过程中的中国医药产业带来巨大的机遇和挑战[3]。

为了应对这些机遇和挑战，郑筱萸提出“我国加入 WTO 后，将在更大范围内和更深程度上参与经济全球化，为此，我国的药品行业如何适应国内市场国际化、国际市场国内化的新形势，是我们面临的新课题”，同时还明确表示“要保证我国医药事业的健康发展，必须施行和加强必要的技术壁垒，而药品标准则是药品技术壁垒的重要组成部分，是不可缺少的一个重要方面。因此，我们必须充分地、深刻地认识到国家药品标准工作的重要性和严肃性，而编制出高水平的

---

① 郑筱萸：《国家医药管理局郑筱萸局长在第七届国家药典委员会会议上的讲话（摘要）》，《中国药事》1996 年第 4 期。

② 郑筱萸：《加强药典编制工作，促进药品监督管理——国家药典委员会主任委员、国家药品监督管理局局长郑筱萸同志在第八届国家药典委员会成立暨全体委员大会上的讲话》，《中国药品标准》2002 年第 5 期。

③ 温雅歆：《加入 WTO 后中国医药行业面临的机遇和挑战》，《产经评论》2001 年第 3 期。

《中国药典》”①。这一涉及中国医药产业发展和国际贸易利益的基本思路，也深深影响了后来2005年版《中国药典》的编修。

第四，中国医药产业和医药科技的最新发展。中国医药工业的总产值由1998年的1400亿元人民币上升到2003年的2600亿元人民币，年均增长率为17.1%，医药工业总产值占年度GDP的比重由1998年的2.6%上升为2003年的3.3%，医药产业保持了相对高速的增长和发展势头②，无论是从医药产品的结构，还是从医药产品的剂型来看，都呈现出更加多元化和复杂化的趋势，片剂、胶囊剂、颗粒剂、口服液、注射剂、气雾剂、喷雾剂、茶剂、栓剂、凝胶剂等现代剂型已逐渐上升为主流剂型，药用辅料、药包材等都呈现出更加复杂化和多样化趋势，这就对中国的国家药品标准建设提出了比以前更高的要求。与此同时，生物制药、基因工程等现代医药科技进一步发展，原子吸收分光光度法、ICP－MS法、分子排阻色谱法、琼脂糖凝胶电泳法等更加先进的药品质量检验方法得以迅速推广和应用，澄明度法、溶液颜色对比法等一些中医药特有的检测方法已经广为使用，一批更加高精尖的现代化检测仪器已经开始得到使用，这些产业与科技的发展都给本版药典的编修提出了新的要求。

2. 编修过程

由于新修订药品管理法及《实施条例》的相继施行，药品注册管理办法的重大改革，以及一系列相关法规的调整和建立等原因，同时几年来许多药典委员相继退休或岗位变动以及常设机构领导班子调整等多种因素，第八届药典委员会推迟到2002年10月才正式成立，委员会设主任委员1名，副主任委员4名，执行委员会委员21名，下设24个专业委员会，在上一届委员会的基础上，增设了民族药专业委员会（筹）、微生物专业委员会、药品包装材料与辅料专业委员会；原生物制品专业委员会扩增为血液制品专业委员会、病毒制品专业委员会、细菌制品专业委员会、体细胞治疗与基因治疗专业委员

---

① 温雅歆：《加入WTO后中国医药行业面临的机遇和挑战》，《产经评论》2001年第3期。

② 国家统计局《中国统计年鉴1999—2004》，中国统计出版社1999—2004年版。

会、重组制品专业委员会和体外诊断用生物试剂专业委员会。

本届续聘委员97名、新聘委员214名。其中来自高校与科研机构的委员有92名、医疗机构的委员有60名、药品检验系统的委员109名、药品生产企业的委员23名、管理部门的委员27名[①]。来自高校、科研院所和医疗机构的委员占全部委员总数的49.8%，其目的在于充分发挥科学家的作用，为药品监督管理工作出谋划策。

2002年10月第八届药典委员会全体大会及执行委员会第一次会议召开，通过了本届药典委员会提出的"《中国药典》2005年版设计方案"。设计方案明确了坚持继承与发展、理论与实际相结合的方针；确定了"科学、实用、规范"等药典编纂原则；决定将《中国生物制品规程》并入药典，设为药典三部；并编制首部中成药《临床用药须知》。

从2002年11月起，各专业委员会先后召开会议，安排设计方案提出的任务并分别进行工作。2003年7月，首先完成了附录草案，并发有关单位征求意见。2004年初药典附录与品种初稿基本完成，增修订内容陆续在国家药典委员会网站上公示3个月，征求全国各有关方面的意见。

2004年7月，中国药典2005年版二部化药品种审定会召开，会议审定了中国药典2005年版二部化学、抗生素、生化及放射性药品增、修订品种[②]。出席会议的有第八届药典委员会化学第一、第二专业委员会、抗生素、生化、放射性药品专业委员会的全体委员及重点地区省级药品检验所业务所长及室主任，确定了2005版二部增订品种304个，修订品种506个。

2004年8月初，中国药典2005年版一部中药品种审定会召开，中药专业委员会对所有拟上2005年版《中国药典》一部的600多个增修订品种进行逐一审定，顺利完成了一部定稿任务。同时，第八届

---

① 郑筱萸：《加强药典编制工作，促进药品监督管理——国家药典委员会主任委员、国家药品监督管理局局长郑筱萸同志在第八届国家药典委员会成立暨全体委员大会上的讲话》，《中国药品标准》2002年第5期。

② 《2005年版〈中国药典〉一、二、三部定稿会圆满结束》，《中国药品标准》2004年第5期。

药典委员会生物制品专业委员会第二次主任委员扩大会议也同期召开，审议拟载入2005年版药典三部的各论规程96个、附录135个。会议就2005年版药典三部待确定的议题以及上网公示以来的修订内容进行了讨论，最终完成定稿①。

2004年9月，《中国药典》2005年版经过第八届药典委员会执行委员会议审议通过，12月报请国家食品药品监督管理局批准颁布，于2005年1月出版发行，2005年7月1日起正式执行。

3. 主要特征

第一，首次将《中国生物制品规程》并入药典。《中国生物制品规程》是中国生物制品制造及检定的标准，是国家对生物制品实施国家监督制度的主要依据，最早制定于1951年，历经多年修订，在推进中国生物制品标准化，促进生物制品工艺改进和质量提高等方面发挥了巨大作用，最新的版本为2000年版②。然而，随着2000年版《中国药典》开始将部分基因工程类生物制药也纳入了进去，《中国药典》和《中国生物制品规程》开始出现一些重叠和交叉，同时也有一些专家反映应当遵循国际惯例，将生物制品标准统一纳入国家药品标准体系。为此，《中国药典》2005年版的一项重大改革就是将《中国生物制品规程》列为药典第三部，即形成以一部（中药）、二部（化学药）、三部（生物制品）为整体设计的崭新的2005年药典。与此相适应，中国生物制品规程专业委员会统一合并到药典委员会③，大大统一和规范了中国的药品标准体系。

第二，吸收和整合地方药品标准，统一国家药品标准体系。2001年修订的《药品管理法》明确提出“药品必须符合国家标准”，药品地方标准至此失去正式的法定地位。从1999年到2002年底，国家药品监督管理局对中国当时的药品地方标准品种进行全方位再评价的专项运动，即“地标升国标”运动。这次专项运动通过换发申请的药品批准文号113279个，需要进一步核查的12479个，将被撤销的

---

① 《2005年版〈中国药典〉一、二、三部定稿会圆满结束》，《中国药品标准》2004年第5期。

② 李桂萱：《〈中国生物制品规程〉的沿革及现状》，《中国药事》1996年第3期。

③ 《〈中国生物规程〉纳入新版药典》，《化工学报》2002年第12期。

5472个，规范了2004个化学药品说明书，对国家药品标准所载的所有4000余种中成药的处方进行了排序[①]。

"地标升国标"运动的成果直接反映和体现在了2005年版的《中国药典》的修订中，其中一部收载药材及饮片551种，其中修订207种，新增33种；植物油脂和提取物31种，其中修订12种，新增5种；成方制剂和单味制剂564种，其中修订234种，新增116种，合计一部共收载中药品种1146种，其中修订453种，新增154种，本版药典收载品种近半数为增修订的品种，其中大部由地方标准转化升级而来[②]。而二部共收载品种1967个，新增品种327个，其中新药转正249种，地标转国标55种[③]。

第三，药品标准科技含量得到提升，提高了一批现代分析技术在药品检验中的应用比例，加大了与国际标准的接轨力度。本版药典根据中药、化学药、生物制品的特点和实际情况，完善了药品标准检验方法学，广泛吸纳了国内外先进技术和检测方法；现代分析技术的应用进一步扩大，测定指标更趋合理，附录与国际先进水平趋于一致；规范了中成药标准的"功能与主治"表述形式，推动了中成药的标准化[④]。

例如在一部中，薄层色谱法用于鉴别的已达1523项，用于含量测定的为45项，高效液相色谱法用于含量测定的品种达479种，涉及518项，而气相色谱法用于鉴别和含量测定的品种有47种[⑤]。在二部中，采用高效液相色谱法的品种有848种（次），较2000年版增加566种（次），采用高效液相色谱法做含量测定的品种增订223种。

---

① 张国民：《规范药品包装、标签、说明书及统一药品批准文号工作完成：12月1日起统一使用国药准字文号》，《中国医药报》2002年。

② 钱忠直、齐平、王国荣：《〈中国药典〉2005年版（一部）品种主要曾修订情况》，《中国药品标准》2005年第1期。

③ 王国荣：《〈中国药典〉2005年版概况》，《齐鲁药事》2005年第5期。

④ 邵明立：《第九届药典委员会主任委员、国家食品药品监督管理总局局长邵明立同志在第九届药典委员会成立暨全体委员大会上的重要讲话》，《中国药品标准》2007年第6期。

⑤ 杨元娟：《板蓝根注射液的毛细管电泳分析》，硕士学位论文，重庆大学，2007年，第1页。

二部增订红外色谱鉴别的品种达70种，增订溶出度检查的品种93种，增订含量均匀度检查的品种37种，增订有关物质检查的品种226种，用细菌内毒素方法取代热原方法的品种有73种[①]，同时，增加了澄明度和溶液颜色对比法两种国际上尚没有的检测手段。

第四，药品安全得到更加充分的保障。本版药典突出药品安全研究的有关要求，大幅度增加了药品标准安全性控制指标；加强了对高风险产品的质量安全控制，提高了对注射剂等产品的安全性检查标准、毒溶剂替代有毒有害物质，增强了药品安全性[②]。

例如在一部中采用原子吸收或电感耦合等离子体质谱法，测定了6个品种的重金属和有害元素，首次规定了含铅、镉、汞、砷、铜的限度，同时不再收载马兜铃科的关木通、广防己、青木香等安全性无法保障的品种；在二部中增订静脉注射剂不溶性微粒检查的品种达126种，增修订细菌内毒素检查的品种达112种，原料药中增订残留溶剂检查的品种达24种；在三部中增订逆转录酶活性检查法、人血白蛋白铝残留量测定法等，改进了牛血清白蛋白残留量及CHO细胞蛋白残留量等检测方法等[③]。

4. 社会影响

2005年版《中国药典》是国家药品监督管理局成立以后颁布的第一部药典，也是新世纪中国颁布的第一部药典，无论是从修订的内容，还是从编排的体例上看，都带有较大的创新性和突破性，《中国药典》的权威性、科学性进一步提升，药品标准管理工作进一步规范。

第一，为保障人民用药安全提供了更加强大的标准保障和技术支撑。相对于上一版的《中国药典》，本版《中国药典》不但刷新了历版中国药典质量标准提高项目数的记录，大幅度提高了中药质量标准的科学性和中药质量的可控性，而且首次重点增加了安全性控制指

---

① 王国荣：《〈中国药典〉2005年版概况》，《齐鲁药事》2005年第5期。

② 邵明立：《第九届药典委员会主任委员、国家食品药品监督管理总局局长邵明立同志在第九届药典委员会成立暨全体委员大会上的重要讲话》，《中国药品标准》2007年第6期。

③ 同上。

标，并围绕检验方法的专属性进行了大量的增修订工作，增加了检验方法的科学性、先进性与实用性，同时还将 2000 年版药典收载品种中疗效不确切、毒副作用大、质量不可控、临床需求明显萎缩的品种删除。

第二，为广大医务工作者的临床用药行为提供了更加实用的指导。以中成药为例，从 2005 年版药典开始编纂《临床用药须知》，第一版收载品种坚持了“三覆盖一兼顾”的原则，即覆盖 2005 年版药典收载中成药品种，国家医疗保险报销目录甲类、乙类中成药品种和国家基本药物目录中成药品种，兼顾国家中药保护品种，已基本确定 2000 多个品种①。同时，对收入第一版《临床用药须知》的中成药功能主治进行科学、合理的规范修订，而化学药《临床用药须知》已编了几版，2005 年版除了品种要更新、充实外，依据临床用药分类编纂了若干分册②，无论是品种剂型，还是病理毒理信息都更加丰富全面，这些都为广大医务工作者科学合理的临床用药行为提供了更加实用和操作化的指南。

第三，有力地推动了中国医药产业（尤其是中药产业）走向国际，保护了民族医药产业健康发展。为了应对中国加入世界贸易组织对医药产业发展所带来的巨大机遇和挑战，本版药典突出了推进中药产品标准国际化，以及向国际先进的化学药品质量标准看齐的原则，增加了大量的中药标准，在保持中医药特色的前提下运用最新科学技术，使中药与国际医药市场接轨，标准更具科学、可控、合理、实用与进展性，同时有针对性地及时采用先进的化学药品分析方法，加强安全性指标控制，重视有关物质的控制，科学提高标准要求，扩大 HPLC 在多组分原料及制剂中的应用，重点加强品种要求③，此外在生物制品标准中，进一步完善了人凝血酶原复合物、抗人淋巴细胞猪

---

① 周福成：《关于国家药品标准管理与发展问题的若干思考——国家药典委员会周福成副秘书长在 2004 年全国药品注册工作会议上的发言摘要》，《中国药品标准》2004 年第 1 期。

② 同上。

③ 张培培、王平、王国荣：《〈中国药典〉2005 年版（二部）主要变化》，《中国药品标准》2005 年第 1 期。

免疫球蛋白及抗人淋巴细胞兔免疫球蛋白等品种的质量标准，实现与国际同品种质量标准的接轨[①]。这些既立足于本国国情，又瞄准国际先进标准的修订工作，有力地推动了中国医药产业（尤其是中药产业）走向国际，保护了民族医药产业健康发展。

第四，促进了中国医药科技的进步和普及工作。本届药典委员会不仅完成了2005年版《中国药典》的编制工作，同步出版了英文版，而且还编制了《中国药典》增补本，组织修订了《国家药品标准工作手册》，同时配合2005年版《中国药典》的实施，组织出版了药典配套丛书，包括《药品红外光谱集》（第三卷）、《中国药典高效液相色谱图集》《临床用药须知》（化学药和生物制品卷、中药卷）、《中药材显微鉴定彩色图集》《中药材薄层色谱彩色图鉴》等，组织了30多次大型药典专题宣讲活动，普及药品标准知识，积极拓展与美、法、韩等国以及欧盟的国际交流合作，尤其是在中药标准国际化方面取得了长足进步，这些都大大促进了中国医药科技的进步发展与普及，在社会中培育出了良好的药典文化。

（三）科学监管理念指导下的2010年版《中国药典》

2005年版《中国药典》的创新，为2010年版《中国药典》的编修奠定了很好的基础，但也遗留了一些需要解决的问题，尤其是在“监、帮、促”的监管理念指导下，部分药品标准存在过于照顾大多数企业药品质量现状的做法而没有起到相应的提升产业监管的作用。从2006年以来，随着药品监管部门的指导理念从“监、帮、促”逐步转变为“科学监管”，中国药品标准体系修订的理念和原则也在悄然发生变化，而这些最终都体现为一部变中求进的2010年版《中国药典》。

1. 修订背景

第一，“监、帮、促”的淡出与科学监管理念的提出。前文曾经提及，2005年《中国药典》的修订是在“监、帮、促”的监管理念

① 佘清：《〈中国药典〉2005年版（三部）内容介绍》，《中国药品标准》2005年第1期。

的指导下开展的，这一监管理念虽然立足于中国处于发展中国家的国情，试图协调产业发展与质量监管之间的关系，但也带来了过度的产业发展关怀、将就一些企业落后的发展需求甚至一定程度的地方保护主义，也使得药典修订工作过于迁就企业的现状而无法起到示范和鞭策的作用，致使药品监管工作没有与医药产业政策划清界限，最后间接引发了“齐二药”、欣弗、甲氨喋呤等一系列药害事件的爆发，加之药监系统个别高官因腐败被查处，也引发了社会对“监、帮、促”理念的质疑。

2007 年 1 月，国家食品药品监督管理局局长邵明立在全国食品药品监督管理工作暨党风廉政建设工作会议上提出“以科学发展观统领食品药品监管全局，树立和实践科学监管理念”，并强调“坚决维护公众饮食用药安全；必须促进食品药品产业又好又快地发展”[①]，首次将用药安全置于产业发展之前，将产业发展的质量至于速度之前，显示出监管理念的微妙变化。在科学监管理念的指导下，邵明立局长在第九届药典委员会成立暨全体委员大会上明确提出“作为国家药品标准的主体，《中国药典》收载的检测方法，必须充分采用现阶段国内和国际药品质量控制的先进技术。对于多企业生产的同一品种，标准的制定一定要‘就高不就低’”[②]，这与之前过于考虑大多数企业的标准理念有了明显的差异，也直接影响了本版药典的修订。

第二，药品注册管理制度的改革。2005 年版的《药品注册管理办法》对新药的定义采取了保护主义的态度，对已有国家标准的药品申请不够明确，强调对注册药品的临床研究的监管，而忽略了对原始资料的审查、生产现场的检查等环节，虽然使创新水平极低的中国医药产业获得了更为有利的发展空间，但客观上却鼓励了企业仅仅通过简单的改剂型甚至更换包装，就可以以新药的名义获取自主定价的资格，导致了仿制药品在数量上的泛滥充斥和在质量上的参差不齐，造

① 邵明立：《落实科学监管，坚决维护公众饮食用药安全》，中国中央政府网，http：//www. gov. cn/gzdt/2007 -01/17/content_ 499627. htm。

② 邵明立：《第九届药典委员会主任委员、国家食品药品监督管理局局长邵明立同志在第九届药典委员会成立暨全体委员大会上的重要讲话》，《中国药品标准》2007 年第 6 期。

成了药品注册与安全监管相脱节，药品注册过程中弄虚作假问题严重的负面影响。[①]

基于这些问题和背景，2007 年 7 月，经过较大篇幅修订的《药品注册管理办法》正式出台，一方面缩小了新药的范围，规定“对已上市药品改变剂型、改变给药途径、增加新适应证的药品注册不再按照新药程序办证”，同时强调“仿制药应当与被仿制药具有同样的活性成分、给药途径、剂型、规格和相同的治疗作用”，意在限制低水平简单仿制、提高仿制药质量的可控性。同时，还强化了对注册资料真实性核查以及生产现场检查的要求，抽样的方式也由原来的静态变为动态，这些修订都体现了更加鲜明的“鼓励创新、从严把关、防控风险”的理念，也深刻影响到了本版《中国药典》的修订，使得本版《中国药典》的修订更加重视药品注册标准的严肃性和真实性。

第三，药品监管信息化加速。2006 年，国家信息化领导小组在《国家电子政务总体框架》中，明确将“食品药品安全监管”列入“十一五”期间优先支持的业务，并对应用系统建设提出了要求，重点是完善和强化已建系统的应用，推动互联互通和信息共享，支持部门间业务协同[②]，药品监管工作的信息化程度明显加快，进而带动了药品标准建设的信息化进程。2007 年公布的《〈中华人民共和国药典〉2010 年版编制大纲及说明》明确提出“加强药典标准信息化工作”，“健全完善以《中国药典》2010 年版为主体的国家药品标准信息平台，使之成为具有全面、权威、动态的国家药品标准资源管理系统”，同时提出要建立《中国药典》标准资源平台，完成《中国药典》信息服务体系[③]。这一指导思想也直接影响了本版药典的修订。

第四，国际化药品标准协调机制的发展。随着药品监管和药品标准建设全球化趋势的加剧，以及医药产业国际化的发展，建立药品标准国际协调与合作已经成为各国药品标准建设的必然选择。在国际合

---

① 刘鹏：《〈药品注册管理办法〉修订的三维解读》，《中国处方药》2007 年第 7 期。

② 陈峰、洪晓顺：《对“十一五”期间药品监管信息化工作的思考》，《中国医药导刊》2006 年第 6 期。

③ 王平、钱忠直：《〈中国药典〉2010 年版编制大纲解读》，《药物分析杂志》2008 年第 2 期。

作成果的基础上，各国药品标准制定机构已经全面开展药品标准的制定、药品标准的互认、检测方法研究和建立、新型检测技术的应用和推广、辅料标准的制定、传统药标准制定以及技术法规的协作起草等实质性合作，中国自然也不能置身其外①。为此，《〈中华人民共和国药典〉2010年版编制大纲及说明》明确提出要“积极开展国际药典交流与协调，推进中药标准国际互认”②，这也是中国加入世贸组织之后药品标准建设的必然趋势。

2. 修订过程

2007年8月，第九届药典委员会的组建工作全面启动。12月，经国家食品药品监督管理总局批准，第九届药典委员会正式成立。本届委员会设立了执行委员会和25个分委员会，共由321名委员组成，其中续聘委员163名、新增委员158名，有两院院士24名，吸纳了与药品标准工作密切相关的临床、科研、教学、生产、检验、管理等领域的优秀专家学者，具有十分广泛的学术代表性③。

同时，本届委员会还增设了政策与发展委员会、标准物质专业委员会、标准信息工作委员会和注射剂工作委员会4个分委员会；正式成立了民族医药专业委员会，并增加了委员名额；在中药方面，调整设置了中药材与饮片、中成药和天然药物3个专业委员会④。第九届药典委员会由原国家食品药品监督管理总局局长邵明立担任主任委员。

与以往《中国药典》修订不同的是，本届药典的修订主要采用了科研项目承包和购买服务的方式来进行。2008年1月底，确定科研项目、增修订内容基本完成，并基本落实承担起草任务单位和复核单位。2月底，所有项目基本正式确定下来，到3月上旬国家药典委员

① 《尹力局长出席第五届中美药典论坛暨中国药典2012年科学年会》，国家食药总局官方网站，http：//www. sda. gov. cn/WS01/CL0048/74775. html。

② 王平、钱忠直：《〈中国药典〉2010年版编制大纲解读》，《药物分析杂志》2008年第2期。

③ 邵明立：《第九届药典委员会主任委员、国家食品药品监督管理局局长邵明立同志在第九届药典委员会成立暨全体委员大会上的重要讲话》，《中国药品标准》2007年第6期。

④ 同上。

会以文件形式下达了各项科研和实验工作任务。2008 年 6 月底，对附录增修订内容基本完成审定预审工作，7 月中旬形成文稿供正文研究参考，2008 年底正式定稿。

此后，2009 年 6 月，品种标准正文增修订项目实验及复核工作，包括标准起草说明基本完成，个别项目也在 8 月底以前报送了国家药典委员会。2009 年 7 月至 9 月间，分别召开了各个专业委员会审议。10 月份留出了一个月时间安排一部、二部、三部间横向沟通、协调及安排精通业务、文字功底好的资深专家进行集中统稿，最后于 2009 年底基本完成所有的定稿工作，并于 2010 年 1 月正式出版发行，自 2010 年 10 月 1 日起正式执行。

3. 主要特征

鉴于 2010 年版《中国药典》修订所面临的以上背景因素，本版药典无论是在形式上，还是在内容上，抑或是在修订过程中，都带有十分鲜明的特点，主要体现在以下几点。

第一，更加强化保障药品安全性，药品的安全性保障得到进一步加强。例如，除在凡例和附录中加强安全性检查总体要求外，在品种正文标准中增加或完善安全性检查项目。如凡例中规定所有来源于人或动物的供注射用的原料药均增订“制法要求”[①]。制剂通则中规定，眼用制剂按无菌制剂要求；橡胶膏剂首次提出卫生学要求；滴眼剂和静脉输液增订渗透压摩尔浓度检查项等。附录中新增溶血与凝聚检查法、抑菌剂效力检查法指导原则等。药典一部对中药注射剂增加了重金属和有害元素限度标准[②]；对用药时间长、儿童常用的品种增加了重金属和有害元素检查，对易霉变的桃仁、杏仁等新增了黄曲霉毒素检测。药典二部加强了对有关物质、高聚物等的控制；扩大了对残留溶剂、抑菌剂与抗氧剂、渗透压、细菌内毒素、无菌等的控制。药典三部严格控制了生物制品生产过程中抗生素的使用，对添加防腐剂进

---

① 韩鹏：《〈中国药典〉2010 年版附录的主要增修订情况》，《中国药品标准》2010 年第 3 期。

② 王玉：《2010 年版〈中国药典〉要点解读》，《实验与分析》2010 年第 2 期。

行了限制，并加强对残留溶剂、杂质、内毒素残留等控制要求[①]。

第二，使药品质量可控性、有效性的技术保障得到了进一步提升。除在附录中新增和修订了相关的检查方法和指导原则外，在品种正文标准中增加或完善了有效性检查项目。如新增了电感耦合等离子体原子发射光谱法、离子色谱法，修订原子吸收光谱法、重金属检查法等，组成了较完整的控制重金属和有害元素的检测方法体系。药典一部大幅度增加了符合中药特点的专属性鉴别，并建立了与质量直接相关能体现有效活性的专属性检测方法。药典二部中含量测定或效价测定采用了专属性更强的液相色谱法；大部分口服固体制剂增订了溶出度检查项目；含量均匀度检查项目的适用范围进一步扩大至部分规格为 25mg 的品种。药典三部对原材料质量要求更加严格，对检测项目及方法的确定更加科学合理[②]。

第三，药品标准内容更趋于科学规范合理。为适应药品监督管理的需要，制剂通则中新增了药用辅料总体要求；可见异物检查法中进一步规定抽样要求、检测次数和时限等[③]；不溶性微粒检查法中进一步统一了操作方法等。药典一部规范和修订了中药材拉丁名；明确入药者均为饮片，从标准收载体例上明确了“性味与归经”“功能与主治”“用法与用量”为饮片的属性[④]。

第四，鼓励技术创新，积极参与国际协调。本版药典积极推进自主创新，根据中医学理论和中药成分复杂的特点，建立了能反应中药整体特性的色谱指纹图谱方法，以保证质量的稳定、均一。同时，积极引入了国际协调组织在药品杂质控制、无菌检查法等方面的要求和限度[⑤]。

---

① 张玫：《2010 年版〈中国药典〉增修订概况介绍》，《药学与临床研究》2010 年第 3 期。

② 张骁：《修订大刀阔斧标准全面提高——2010 年版中国药典简介》，《中国制药信息》2010 年第 8 期。

③ 张玫：《2010 年版〈中国药典〉增修订概况介绍》，《药学与临床研究》2010 年第 3 期。

④ 王玉：《2010 年版〈中国药典〉要点解读》，《实验与分析》2010 年第 2 期。

⑤ 曹玲、王志刚、王连芝：《色谱法在中药指纹图谱研究中的应用》，《中国当代医药》2012 年第 1 期。

第五，现代分析技术得到进一步扩大应用。除在附录中扩大收载成熟的新技术方法外，品种正文中进一步扩大了对新技术的应用[①]。如附录中新增离子色谱法、核磁共振波谱法、拉曼光谱法指导原则等。中药品种中采用了液相色谱质谱联用、DNA 分子鉴定、薄层生物自显影技术等方法，以提高分析灵敏度和专属性，解决常规分析方法无法解决的问题。化药品种中采用了分离效能更高的离子色谱法和毛细管电泳法。生物制品部分品种采用了体外方法替代动物试验用于生物制品活性/效价测定，采用灵敏度更高的病毒灭活验证方法等。

第六，收载品种有较大幅度的增加。本版药典积极扩大了收载品种范围，基本覆盖了国家基本药物目录品种范围。此次收载品种的新增幅度和修订幅度均为历版最高。对于部分标准不完善、多年无生产、临床不良反应多的药品，也加大调整力度，2005 年版收载而本版药典未收载的品种共计 36 种[②]。

4. 社会影响

2010 年版《中国药典》是在“科学监管”理念提出后颁布的第一部药典，与 2005 年版《中国药典》相比，本版药典把保障药品安全、有效和质量可控作为最为重要的目标和原则，同时更加注重吸收最新医药科技发展的成果和顺应药品监管全球化的趋势，其安全性、科学性、国际性都得到了大幅度提升，对中国的药品监管和医药产业发展都起到了较大的直接推动作用[③]。

第一，为建立最严格的药品安全监管制度提供了标准保障。自从科学监管理念提出来之后，国务院和食药局又进一步提出“要用最严格的药品标准监督药品安全”，因此 2010 年版《中国药典》无论是在质量标准的设定上，还是在检验检测方法的选择上，没有像以往药典编定那样考虑照顾大部分现有企业的现行标准和方法，而是采取一

① 郭岩松：《2010 年版〈中国药典〉编制完成药品标准进一步提高》，《中国医药导刊》2009 年第 11 期。

② 国家药典委员会：《中国药典 2010 年版》，中国医药科技出版社 2010 年版。

③ 周福成：《践行科学监管理念革新药典编制工作国家药典委员会副秘书长周福成同志在 2010 年版〈中国药典〉（一部）编制工作会议上的讲话》，《中国药品标准》2008 年第 9 期。

定程度的拔高要求的方式来进行确定。本版药典颁布实施以来，药品注册的门槛明显升高，质量也显著提高，同时查处药品案件的数量和案值也有所上升。此外评价性药品抽检合格率逐年提高，2011年为96.82%，2012年则达到97.6%，药品安全形势逐步得到改善和提升，这些都与2010年《中国药典》的高标准、严要求密不可分。

第二，为促进中国医药产业又好又快发展提供了标准支持。药品标准体系的建设不仅要服务于药品安全监管的需要，也要为医药产业的发展提供标准支持，与以往不同的是，自2009年以来，政府越来越强调医药产业的质量优先，好的发展质量应当优先于快的发展速度，因此更多地希望通过药品标准体系建设来推动医药产业又好又快发展。自2010年《中国药典》颁布以来，药品技术审评和注册的门槛明显提高，一些低水平、重复性强、质量不稳定的仿制药申请被新的药典和注册标准挡在门外，而另一些创新性强、科技含量高、安全有效的药品注册被更多地得以鼓励，同时药品生产企业盲目扩展、遍地开花的态势也因较高药品标准的使用得到了遏制，中国医药产业发展的质量明显提高，产业秩序明显好转。

第三，为中国药品标准体系走向世界迈出了坚实的步伐。药品质量安全和医药经济发展已经成为世界各国共同面对和关注的问题，为此我们必须科学制定国家药品标准，在坚持独立自主、牢牢把握话语权的基础上，顺应国际药品标准交流与合作的大潮。2010年版药典的一部已经成为国际上最具影响力的传统药标准，二部收载的技术方法已经达到国际先进水平，三部也成为国际上收载生物制品种类最多的国家药典，中国药典与美国药典、欧洲药典、英国药典一起被世界卫生组织列为制定国际药典的主要参考之一。可以说，2010年版《中国药典》已经成为联系中国医药与世界医药的桥梁和纽带，也是世界了解中国的窗口，影响力日益凸现。

第四，为实现中国药品监管信息化奠定了初步的基础。药品监管信息化建设是药品安全监管工作的重要支撑，其中国家药品标准信息系统的建设显得更为基础。2010年版《中国药典》的编写十分注重其作为国家药品标准信息平台主体的作用，同时开始初步建立《中国药典》标准资源平台以及完成《中国药典》信息服务体系，这些都大大提高了中国药品标准工作的信息化程度，为后续的药品监管信息化系统建设和优化奠定了初步的基础。

七 研究发现与启示

从1840年中国近代史拉开大幕，到1930年《中华药典》的付印，到1953年第一部《中国药典》的颁布，一直到2010年版《中国药典》的修订，中国的药品标准体系建设已经经历了一百多年的历史发展。从某种意义上分析，一百多年来的中国药品标准发展史，既是一部中国医药管理史和医药产业发展史，更是一部中国国家标准和基本制度建设史。通过对以《中国药典》为核心的药品标准体系建设历史的梳理和分析，我们可以对中国药品标准体系建设已经取得的历史经验和教训进行系统总结，更重要的是从已有的历史中去发现未来既与国际世界接轨，又符合中国国情的药品标准体系建设道路。

本章主要根据近代以来中国药品标准建设的不同历史阶段，将中国药品标准建设大致划分为前现代药典阶段（1840—1929年）、中华药典阶段（1930—1948年）、计划经济与社会主义医疗福利事业阶段（1949—1978年）、向市场经济过渡与医药产业化阶段（1979—1997年）以及药品安全和科学阶段（1998年至今）五个阶段，运用史料、文献以及相关访谈资料对每个阶段中国药典及其相关标准体系编纂修订的修订背景、编纂过程、基本特征、社会影响进行了较为清晰的整理和分析，力图勾勒出每个阶段中国药典发展的过程、特征、原因，并对其所产生的社会影响进行初步的评估。经过全面的梳理和深入的分析，本章得出以下四个初步结论。

第一，《中国药典》的编修经历了一个政府推动、群众参与、专家主导到社会共治的发展过程。可以看出，在国家药品标准的草创初期，例如国民政府时期的《中华药典》以及1953年、1963年版《中国药典》的编修过程都是由政府推动和主持的，而受政治运动的影响，1977年版《中国药典》则结合了群众运动和参与的特点，此后的1985年、1990年、1995年、2000年四版药典主要是专家主导，而从2005年版药典开始，尤其是2010年版《中国药典》，政府、研究机构、专家、企业等相关利益主体都参与了进来，同时还采用了购买服务、委托研究等方式进行编修，体现了明显的社会共治的理念。

第二，《中国药典》在特征上经历了一个由行业导向到监管导向、发展导向到安全导向、本土化导向到国际化导向的变化过程。计划经济时代下的《中国药典》带有非常强的行业或国有企业内部章程的色彩，是国家相关行业部门和卫生行政部门对药品质量进行行业管理的工具，而进入市场经济时代，尤其是1998年以来，《中国药典》逐步演变为政府对药品安全进行相对独立的监管的重要抓手。在向市场经济过渡阶段，如何推进医药产业发展得更快更大，是《中国药典》的主要目标，而到了市场监管阶段之后，保障人民用药安全成为《中国药典》编修的重中之重。此外，早期的《中国药典》编修把更多的焦点和笔墨放在传统中医药上，而后面逐步扩展到化学药品、生物制品，并积极向国际标准看清与合并，体现了一个鲜明的本土化到国际化的发展过程。

第三，影响不同阶段《中国药典》编修的因素包括社会条件、卫生政策、医药产业和医药科技进步四大因素。我们发现，不同阶段《中国药典》编修之所以体现出不同的特征和规律，主要受到该阶段总体的社会条件状况（主要包括政治和经济形势）、卫生政策的内涵和特征、医药产业发展的规模和质量以及医药科技进步的水平和态势四大因素影响。在计划经济时代背景下，社会条件和卫生政策因素的影响相对更为明显，而进入市场经济阶段之后，医药产业和科技进步因素的影响则变得更加突出。

第四，影响未来《中国药典》发展的主要因素包括全球化、信息化、绿色生态和社会共治。我们预期，除了上面所提到的四大因素之外，全球化将会成为推动《中国药典》编修的强大外部动力，《中国药典》在传统中医药标准上将引领国际标准，而在化学药品和生物制品标准上将全面与国际接轨；信息化也将成为《中国药典》编修的新的趋势和要求，未来的《中国药典》将更多地体现为信息化管理的模式和系统设计；随着低碳发展理念的普及，在药品标准，尤其是传统中草药发展过程中，绿色、生态、无污染将成为影响未来药品标准建设的重要因素。最后，随着药品标准制定相关利益主体的参与过程越来越公开透明，在保障政府在药品标准编修过程中的主导作用的同时，专家学者、行业协会、企业、消费者等相关利益主体在药品标准制定中的作用将越来越重要，社会共治的理念和趋势将体现得越来越明显。

第六章　风险社会与行政国家再造*

自德国社会学家乌尔里希·贝克（Ulrich Beck）于 1986 年在其德文著作中提出“风险社会”（risk society）的概念之后，风险社会相关理论及其研究已经走过了 30 年的历程，随着安东尼·吉登斯（Anthony Giddens）、斯科特·拉什（Scott Lash）、玛丽·道格拉斯（Mary Douglas）等诸多著名学者就风险社会及其衍生出来的理论概念开展了更加深入的研究，风险社会理论已经成为后现代社会学理论研究中的重要学说[①]，其价值在于“似乎更具有洞察力和学理性，揭示了风险的现代性本质”[②]，并且通过对全球化和现代化的深刻反思，从而传达出了“对未来世界很具权威的预警性”[③]。

如果我们跳出一般意义上的社会学理论视角，而从行政社会学的角度来分析，就会发现风险社会的兴起，对于自 20 世纪初以来所形成的行政国家（administrative state）模式带来了新的挑战，因为行政国家的传统基本上是建立在现代性和理性化基础之上的，决策和治理过程也都以结果的确定性为前提，而风险社会下的高度不确定性则带

---

* 本章原载《学海》2017 年第 5 期。

① Beck，U.，*Risk Society*：*Towards a New Modernity*，London：Sage Publications，1992. Giddens，A.，*Modernity and Self-Identity*：*Self and Society in the Late Modern Age*，Stanford University Press，1991. Lash，S.，“Reflexivity and Its Doubles—Structure Aesthetics Community”，in U. Beck，A. Giddens and S. Lash，*Reflexive Modernization*，Cambridge：Polity，1994. Douglas，M. eds，*Risk and Blame*：*Essays in Cultural Theory*，New York：Routledge，1994.

② 杨雪冬：《全球化、风险社会与复合治理》，《马克思主义与现实》2004 年第 4 期。

③ 薛晓源、刘国良：《全球风险世界：现在与未来——德国著名社会学家、风险社会理论创始人乌尔里希·贝克教授访谈录》，《马克思主义与现实》2005 年第 1 期。

来的是“有组织的不负责任”，同时“传统的相对狭窄的技术性的风险管理越来越难以满足现代社会和未来社会发展的需要”[①]。那么，风险社会的来临，对于行政国家的治理模式在哪些方面有所挑战？以科层制体系为基本要素的行政国家是否需要在一定程度上的改革甚至重塑？如何处理和平衡好行政国家与新的可能治理模式之间的替代关系？

与此同时，虽然贝克、吉登斯等人关于风险社会理论的系列著作直到21世纪初期才被翻译成中文，但由于“当下中国的现代化同时拥有工业化和自反性现代化的特征”，在极短时期内所需要完成“压缩的现代化”（compressed modernization）过程[②]，其在快速城市化和工业化进程中所面临的发展问题，与风险社会的理论有很多的契合点，因此仅仅十多年时间，中文世界中的读者对于风险社会及其理论的熟悉程度大为提升。而在现实世界里，频繁爆发的自然灾害、日益严峻的环境污染、触目惊心的食品药品事件、损失惨重的安全生产事故等自然和社会风险因素正在以聚集和叠加的态势冲击着当代中国社会，也拷问着政府的风险治理能力。

然而，对于当代中国而言，风险社会的来临会对中国的国家建设进程产生哪些影响？传统行政国家的转型过程对中国有哪些启示？

一 作为行政社会学概念的风险国家及治理

作为一种客观存在物质和主观感知意识，风险对国家治理的挑战自古以来便有，例如历史学家汤因比在其巨著《历史研究》中就多次提到游牧社会出现的军事风险对中央集权国家治理的影响，以及瘟疫流行对文明体系维续的挑战等[③]。但自从进入工业化所带来的现代性风险社会之后，由于各类风险产生的原因愈发复杂和多样，导致其

---

① 张成福、谢一帆：《风险社会及其治理》，《中国人民大学学报》2009年第5期。

② 贝克、邓正来、沈国麟：《风险社会与中国——与德国社会学家乌尔里希·贝克的对话》，《社会学研究》2010年第5期。

③ Toynbee, A. J., *A Study of History*, Vol. VII, IX, X, Oxford: Oxford University Press, 1954.

对国家治理的这种挑战就变得更加系统性、全局性和不确定性。我们需要进一步深入探究的是，这些具体的挑战会否日积月累，倒逼传统行政国家在治理方式上做出适应性激变，最后推动其在整体治理形态层面上的转型升级？

从行政学研究的历史可以发现，传统的行政国家主要建立在威尔逊的政治—行政二分法、韦伯式科层制理论以及西蒙的行政科学三大基础之上，到了二战以后还融入了福利国家（welfare state）、监管国家（regulatory state）等具体的职能元素，然而这些具体职能元素的渗入，并没有撼动以上提到的三大基础，在一定程度上反而强化了行政国家的角色和职能，例如福利国家的出现，恰恰凸显出了基于政治和科学基础上的国家再分配职能的重要性。与以上具体职能元素不同的是，风险社会的来临及其挑战，将直接催生出风险国家（risk state）这样一种新型的后行政国家的治理体系，其根源在于风险社会的挑战所引发的激变，会对传统行政国家的三大基础产生冲击甚至重构的效果。

首先，对于威尔逊、古德诺等人所强调的政治—行政二分法，其原意是强调行政活动相对于政治活动的相对独立性和专业性，因为“执行一部宪法变得比制定一部宪法更要困难得多”[①]，只不过古德诺更加强调政治与行政必须协调一致，原因在于“法律与执行法律之间缺乏协调就会导致政治的瘫痪”[②]。这种政治与行政二元区分的前提仍然在于公共政策的制定与执行的相对清晰，然而，这种相对清晰的特征在风险社会的环境下正在变得愈发模糊。在风险社会下，由于各种不同风险所带来的冲突和矛盾爆发瞬间具有非常强的即时性，同时化解这些冲突和矛盾也往往需要更强的专业人才，因此让传统行政国家在应对政策的制定与执行的区分上缺乏足够的时间差，以及一体化的专业化人才。也就是说，社会风险的有效化解需

① Wilson, W., “The Study of Administration”, *Political Science Quarterly*, No. 2, 1887.

② ［美］弗兰克·J. 古德诺：《政治与行政：一个对政府的研究》，王元译，复旦大学出版社 2012 年版。

要更加迅速和集中化的决策—执行体系。此外，当社会风险控制不力需要进行责任追究的时候，由于风险治理过程中往往存在很多的未知因素与模糊性，因此政治—行政二分的方法往往会带来政治与行政责任的推诿。

其次，传统韦伯式的科层制体系原则所包括的一些核心特征法制化、层级节制、公私分开、专业化、专职化、非人格化等，在风险社会的环境下也暴露出了不适应症。例如强调层级节制，往往会损害社会风险化解的速度与效率；非人格化则在一定程度上降低了应对风险的灵活机动性；即便是专业化和专职化，虽然符合风险行政的发展趋势，但也会带来严重的技术化倾向而忽视对风险的综合治理。正如哈默曾经对科层制所提出的深刻批判，“科层制用理性的组织行为来取代人们之间的社会行为”，“科层制度会将政治问题转化为行政和技术问题”①，而充满不确定性的风险行政虽然离不开对风险的理性评估，但也并非一切问题都能变成理性的行政和技术问题，因此科层制体系在更大程度上是适应工业社会现代性发展的结果，在后现代性色彩更为浓厚的风险社会里需要重新完善。

再次，西蒙的行政科学理论曾经为行政国家的发展做出了强大的科学和理性的指引，然而西蒙意义上的行政科学理论在很大程度上仍然是在谈论确定性意义上的科学规律，而对于现代系统科学意义上的模糊性和不确定性没有充分的估计，所以该理论其实隐含的假设是理想意义上的行政行为的价值是理性的，路径是清晰的，结果是确定的，但是在风险社会到来之后，风险行政的行为的决策价值不再是线性的理性思维，路径选择变得更加多样和模糊，而结果则更是充满了不确定性。也就是说，风险行政的兴起，在西蒙的行政科学理论中掺入了更多的不确定性和非线性的因素，而这将在一定程度上充实和丰富行政科学的理论范式。

---

① Hummel, R. P., *The Bureaucratic Experience: The Post - Modern Challenge*, M. E. Sharpe, 2008.

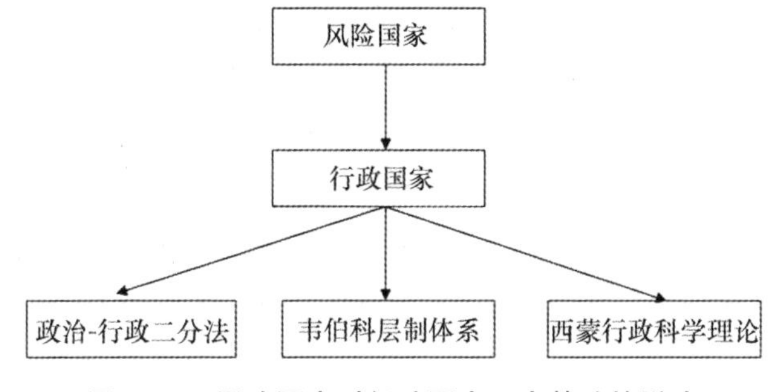

图 7－1 风险国家对行政国家三大基础的影响

如上图所述，我们可以发现，风险社会的到来及其所诱发的行政国家在治理方式上所做出的适应性激变，对传统行政国家的三大基础都提出了不同程度的冲击和挑战，最后确实有可能推动其在整体治理形态层面上的转型发展。因此，我们可以将风险国家定位为一套传统行政国家在进入风险社会之后，在不确定性的环境下对社会风险进行有效治理和总体控制，以促进国家公民安全感、降低风险危害的新型国家治理体系。进一步的问题是，如果风险国家确实有可能取代传统行政国家的治理范式，那么它在哪些国家治理的层面上能够将其与传统行政国家相区分开来呢？

二 角色重塑：系统风险的驾驭者

一直以来，特别是近代民族国家形成以来，国家究竟应当扮演哪些角色，履行哪些职能，一直是各个社会科学学科所争论和研究的焦点，但从总的发展趋势来看，国家在人类公共生活治理中的角色和职能是渐趋强化的，特别是 20 世纪初现代行政国家的形成，更是一个里程碑式的标志。从西方的古典政治经济学者的“守夜人国家”（Night Watchman State），到现代福利经济学家们所倡导的“福利国家”，再到 20 世纪 80 年代以来的“监管国家”，国家的角色从消极的秩序维护者，再到积极的社会财富再分配者，再到市场经济竞争的裁判员，已经经历了多重变换，并增加了许多新的内容与元素。然而，这所有的角色讨论，都建立在一个共同的关切基础之上，那就是作为一个公共事务治理主体，国家应该给人类的公共生活提供怎样的公共物品，其具体的角色的差异，只不过是在不同的历史阶段所体现出来的对不同公共物品需求的差异。

承接以上的分析逻辑，我们可以发现，随着风险社会的来临，对风险及其背后的不确定性危害的有效控制，正在成为人类社会日益扩大的公共物品需求。正如有的学者所总结的，风险社会下不同社会阶层的不平等的体现不再仅仅是社会阶级地位，而是所处的社会风险状况，对于平等的争论也不再限于稀缺资源的分配，而更重要的是变成了风险分配[①]。因此，与阶级社会中重点旨在消除资源的稀缺性不同的是，在风险社会下国家的治理目标开始转移至控制风险，让公民获得足够的确定感和安全感。换而言之，国家的角色再次出现了多重性的转变，即成为一个能够对源自现代性所产生的系统风险的驾驭者。

风险驾驭者这样一种新的角色定位，虽然与此前的角色要求有一致的地方，但更多的还是明显的差异。无论是秩序，还是福利，或是规则，这些公共物品的供给更多的是建立在对现代性的追求之上，且都假设国家对于改进社会治理和提高公共生活质量的方向是明确的，国家与市场、社会的边界也是明晰的，因此把主要的焦点放在如何实现和优化角色的方向上。

然而，风险国家所要提供的控制风险公共物品，是基于对现代性反思的基础上，如果通过现代性的方式来控制风险，反而容易南辕北辙。而在系统风险面前，由于风险本身没有确定的边界，同时国家不再对风险本身的结果拥有确定性，因此也不再是全知全能的化身，国家与市场、社会、公民等其他主体的边界开始变得模糊，不再也无法垄断对于知识与风险的控制权，而需要更多的与市场、社会、公民个体等其他力量来协商共治，以便分散和化解风险，形成新型的风险善治局面。换而言之，相对于传统的行政国家，风险国家需要以更加系统、开放和灵活的方式来解决复杂系统的风险治理问题。

---

① Scott, A., "Risk society or against society? Two views of risk, consciousness and community", In Barbara Adam, Ulrich Beck & Joost Van Loon eds., *The Risk Society and Beyond: Critical Issues for Social Theory*, Sage Publications, 2000.

三 能力延展：嵌入风险的能力体系

国家能力（state capacity）建设一直是现代行政国家研究的重要议题，也是现代行政国家的基本属性。在斯考切波（Theda Skocpol）看来，国家能力的本质就在于国家相对于统治阶级的自主性程度及其影响①。迈可·曼（Michael Mann）则区分了两个层面的国家权力：国家的专制权力和基础权力，并强调国家基础权力就是国家能力，即国家事实上渗透市民社会，在其统治的领域内有效贯彻其政治决策的能力②；列奥纳多·宾德（Leonard Binder）结合一些发展中国家政治发展中的危机，认为应当从国家国民身份认同、合法性、参与性、渗透性和分配性问题五个维度来分析国家能力的危机及其发展③；王绍光教授则指出国家能力就是国家将自己的意志、目标转化为现实的能力，主要是指中央政府能力，并系统性地列举出了强制能力、汲取能力、监管能力等八大国家基础能力④；通过对第三波民主化之后的国家失败现象的反思，美籍日裔学者福山提出强大的国家能力与法治、问责制政府一样构成了现代国家政治发展的三大要素，并有针对性地指出发展中国家在实现政治转型时，应当特别注重国家能力的建设⑤。

然而，以上关于国家能力的种种划分和讨论，基本上都是建立在现代性理论基础之上，即强大的国家能力是民族国家追求现代化进程中的重要目标，而所有的国家能力所要应对的挑战也都是现代化过程中确定性、规律性的问题。然而，风险社会的到来，从根本上改变了

---

① Skocpol, T., *States and Social Revolutions: A Comparative Analysis of France, Russia, and China*, Cambridge University Press, 1979.

② Mann, M., *The Sources of Social Power*, Cambridge: Cambridge University Press, 1986.

③ Binder, L., *Crises and Sequences in Political Development*, Princeton, N. J.: Princeton University Press, 1971.

④ 王绍光：《国家治理与基础性国家能力》，《华中科技大学学报（社科版）》2014 年第 3 期。

⑤ Fukuyama, F., *The Origins of Political Orde*, New York, NY: Farrar, Straus and Giroux, 2011. Fukuyama, F., *Political Order and Political Decay: From the Industrial Revolution to the Globalization of Democracy*, New York, NY: Farrar, Straus and Giroux, 2014.

国家能力建设的外部环境，原因在于随着工业化和世俗化进程的推进，新的不确定性类型不断出现，国家能力建设所要面对的传统议题逐步开始变得模糊不清，就好像一个强大的铁拳不再是击碎石块，却打到了一团棉花上，国家能力在越发多样的不确定性风险下变得不再那么强大。例如国家和公共安全风险因子，尤其是非传统安全风险因素的系统性激增，导致国家强制能力的建设面临前所未有的挑战，而欧债危机等近年来的财政风险集中爆发事件，也对国家汲取能力的建设提出了新的挑战，而核电、转基因、辐照等一系列充满不确定性和双重性的科学技术的发展，更是正在重塑对着行政国家监管能力的内容和要求。

另一方面，风险社会下的国家能力虽然依然很重要，但其建设过程也并不再是一个线性学习和优化的过程，而是一个穿越迷宫式的路线实践地图。由于社会所面临的主导风险种类与一个国家所处的经济社会发展阶段密不可分，以食品安全风险为例，已经完成工业化进程的发达国家所面临的是转基因技术的不确定性风险，以及微生物污染所带来的生物性风险，处于工业化中期的大部分发展中国家则主要面对的是因人为掺假和环境污染所带来的化学性风险，而处于工业化初期甚至农业社会的不发达国家则为食物难以保存而容易变质腐烂等物理性风险所困扰。所以，处于不同阶段的国家所面临的主导风险差异明显，国家能力建设并不存在一个完全意义上的学习榜样或导师，而需要结合自身的发展阶段摸索进行。

最后，由于“许多限制和控制风险的努力，实际上变成了更大的不确定性和危险”①，这就意味着国家能力本身也可能会产生新的风险。在传统的行政国家中，国家能力因其能够化解不确定性、控制风险而被寄予厚望，但风险社会中的国家则不再是天然的保障屏障，摁下葫芦起来瓢，由于风险不确定性的系统性特征，国家的干预和介入在一方面确实降低和控制了某些风险，但与此同时也有可能创造出新

---

① Beck，U.，“Risk Society Revisited：Theory，Politics and Research Programs”，in Barbara Adam，Ulrich Beck & Joost Van Loon eds.，*The Risk Society and Beyond：Critical Issues for Social Theory*，Sage Publications，2000.

的风险，例如国家在借助于疫苗预防强制接种的手段控制流行性疾病风险的同时，也增加了人群因接种疫苗而发生不良反应的风险；国家在设置严格的产品质量标准来加以防范产品安全风险的同时，却有可能因为产品生产成本过高而带来数量降低、价格上涨的经济风险；国家制定更加严格的环境标准来对环境风险加以监管的同时，却有可能导致未达标企业关门而增加失业风险①。因此，在风险社会里，国家能力建设的实质，从原来单向度的能力强化，逐步演变成在风险重构过程中的比较与平衡过程，换言之，国家能力建设需要嵌入到日益扩大的风险体系之中，在风险化解与风险再造两个方面取得某种策略性平衡。

四　制度反思：理性科层制的局限

作为源自于工业社会里所建立起来的现代行政国家，理性科层制是其重要的组织范式与功能基础，甚至在很多学者看来，理性科层制本身已经内化为工业社会和现代性的组成元素和象征符号。然而，以高效专业著称的理性官僚制，在人类进入以信息化和个性化为特征的后工业社会之后，就开始出现诸多不适应的地方。例如，经济学者唐斯（Antony Downs）就指出科层制会产生信息的“等级歪曲”和组织权威的流失，随着其组织规模不断扩大，会因为专业分工的协调难题，以及决策的缓慢而日益僵化②。巴泽雷（Michael Barzelay）则指出如何塑造以用户为驱动力的服务组织，成为具有竞争力的服务提供者，是理性科层制所面临的重大挑战③。哈默（Ralph. P. Hummel）则强调现代性灌输的是无处不在的工具价值，官僚制度就是工具价值的表现，它“可以控制官僚们的精神和心理，并将这些功能内置于等级

① Coglianese, C. & Carrigan, C., “The Job and Regulation Debate”, in Coglianese, C., Finkel, A. M., & Carrigan, C., *Does Regulation Kill Jobs*, Philadelphia: University of Pennsylvania Press, 2013.

② Downs, A., *Inside Bureaucracy*, *Little*, Brown and Company, 1967.

③ Barzelay, M., *Breaking through Bureaucracy: A New Vision for Managing in Government*, University of California Press, 1992.

制度和劳动分工等组织结构中"[①]。就连倾向于替科层制辩护的学者古德赛尔（Charles. T. Goodsell）也不得不承认，理性科层制确实存在着"两难处境和繁文缛节""众多政府机构参与执行"以及"被分散的公共行动"等难以克服的障碍[②]。

如果说以上学者对理性科层制的批判主要是基于后工业社会来临的新形势下所提出的，那么风险社会的到来，则给理性科层制提出了更大的适应性挑战。与传统社会迥异的是，不论是技术性风险，还是制度性风险，风险社会下的风险都带有强烈的不确定性和系统的复杂性，基于专业分工基础的理性科层制善于处理确定性的线性复杂问题，但对于这种强不确定性和系统复杂性的问题则显得有些力不从心，这就好比物理学上的牛顿力学与相对论之间的关系。基于此，贝克尔才反复强调要打破原有封闭和僵化的科层制体系，要"再造政治"以应对风险，即破除专业知识的垄断，实现管辖权和决策结构的开放，政策制定不能仅仅是专家和决策者的专利，而应当成为多方利益相关者的协商与对话，从而来应对全球风险社会的来临。同时，除了开放和公众参与之外，复杂系统风险问题的化解不能完全再依靠专业分工的科层制组织体系，而需要更多地依靠更加灵活、扁平化以及一致协作的新型网络组织形态来加以应对。

此外，跟传统行政国家主要聚焦于客观公共问题的应对不同，风险社会更加注重对社会公众风险观念和认知的构建与引导，其原因在于，因为在主观上看，风险观念是人们主观认知的一种产物，不同的制度和文化都会对这种观念产生影响，因此风险在本质上具有非常明显的文化基因特性，所以"风险的治理形式不是规则而是符号：更多地表现为水平的无序和混乱，而非垂直的秩序和等级"[③]。也就是说，客观事实的风险与主观认知的风险往往存在不一致性，风险国家需要同时面对来

---

① Hummel, R. P. , *The Bureaucratic Experience: The Post - Modern Challenge*, M. E. Sharpe, 2008.

② Goodsell, G. , *The Case for Bureaucracy: A Public Administration Polemic*, CQ Press, 2003.

③ Lash, S. , "Risk Culture", In Barbara Adam, Ulrich Beck & Joost Van Loon eds. , *The Risk Society and Beyond: Critical Issues for Social Theory*, Sage Publications, 2000.

自两者的挑战。然而，跟客观事实风险不同的是，主观认知的风险感往往都带有强烈的个体体验色彩，往往会因为个体的知识结构、生活经历甚至性格爱好而有较大差异，这就需要国家在引导个体风险感知的时候，必须以差异化和个性化的路径来推进，而这恰恰是理性科层制的短板，因为理性科层制更为擅长的是开展高高在上的整体化、标准化的宣传工作，而非基于平等地位的差异化和个性化的风险交流工作。

最后，正如贝克尔、吉登斯等学者提出来的，风险社会的秩序与传统的阶级社会不同，其带有更强的网络化和扁平式色彩，阶级社会中的等级制度变得更加模糊了。相对于生产资料分配的不公平而言，风险社会中的风险分配则更加具有公平色彩，无论高低贵贱，都很难完全幸免。因此，在风险治理过程中，需要一个更加关注公平价值的组织体系来加以应对，而理性科层制最大的价值关注是效率和成本，在应对风险过程中往往更加看重成本—收益分析，在外部力量参与有限和内部资源条件约束的情况下，往往容易形成“保护强者，牺牲弱者”的应对政策，不但违背了风险治理的公平的伦理原则，对于风险本身的有效控制和治理也会有影响。正因为如此，胡德等学者在他们所提出的提高政府风险管理能力的建议中，第一条就是强调要克服科层制中因官僚利益而可能引发的责备逃避（blame avoidance）①。笔者曾经研究过的中国农民食品安全风险问题遭到忽视也是一个明证②。为此，面对风险社会的治理，理性科层制不仅仅在结构和流程上，在价值上也存在较大的局限性。

五　文化重构：建构风险行政文化

行政文化是一个既悠久又新颖的概念，其概念范围介于单个行政

---

① Hood, C. & H. Rothstein, “Business Risk Management in Government: Pitfalls and Possibilities”, London School of Economics and Professional Science in UK Government report by the National Audit Office (NAO), *Supporting Innovation: Managing Risk in Government Departments*, 2002.

② Liu, P., *One Regulatory State, Two Regulatory Regimes: Understanding Dual Regimes in China's Regulatory State Building through Food Safety*, Journal of contemporary china, No. 91, 2015.

机构组织文化与整个行政系统的政治文化之间的中间地带，主要指行政官僚所共同持有的价值观、态度、信念等，而这些共同的观念会对他们的行政行为产生重要的影响作用①。理性科层制下所孕育出来的科层制文化，具有一些鲜明的特征，其中包括“基于威权特征的高度控制；单向度的自上而下传达，较少相互沟通；组织成员更倾向于维护稳定和服从秩序，主动性的空间十分有限；决策过程复杂重复且非常集中；开启创新进程的积极性不够；具有较高程度的一致性；既有的观念和传统很难更新和改变”② 等。

这些特征在本质上与理性科层制的内在要求确实存在很高的相关性，也基本上都是比较中性的概括和评价，在工业社会的环境下，既是其专业和效率的保障，又是其保守与专断的根源，所以往往表现出较强的适应能力。然而，在进入风险社会的新阶段之后，这些特征就会出现不适应症，例如习惯于高高在上和威权控制的官僚人员，往往很难适应自下而上的风险评估以及基于平等的风险交流过程，上层官僚在制定风险管理目标时，往往喜欢自上而下的强推和分解目标，而缺乏将中下层官僚和社会公众纳入到管理目标参与过程的动力，结果带来的是极少数上层官僚和专家对风险的关注与防控，而其他主体则成为被动的风险看客。此外，面对风险社会的高度不确定性和系统复杂性，需要政府官员具有更强大的学习和创新能力，面临瞬息万变的风险态势来调整和创新应对策略，而长期以来已经习惯于因循守旧、照章办事的行政官僚们，即便有鼓励创新的制度环境，但仍然在本能上倾向于按照已有的经验和传统来应对风险，学习和创新的主动性都会受到约束，从而难以适应风险社会的新型挑战。

在现实行政世界中，囿于传统行政文化的保守和局限，导致行政官僚在开展风险治理活动中产生观念错位，此后被迫加以更新的例子并不少见。其中典型的例子就是风险预防原则（Precautionary Princi-

---

① Henderson, K. M., “Characterizing American Public Administration: the Concept of Administrative Culture”, *International Journal of Public Sector Management*, No. 3, 2004.

② Claver, E., Llops, J., Gasco, J., Molina, H., Conca, “Public Administration: From Bureaucratic Culture to Citizen - orientated Culture”, *International Journal of Public Sector Management*, No. 5, 1999.

ple）的历史发展。在20世纪70年代以前，部分西欧国家在面对当时日益严峻的空气污染等环境风险问题时，曾经试图通过完全科学分析的方式来指导相关立法工作，后来逐步发现当时的科学技术在分析空气致害因子时存在明显的模糊性和不确定性，同时很多因果性的联系机制在短时期内很难通过确定的科学证据来加以发现和验证，为此从联邦德国的《1974年空气污染控制法案》开始，逐步开始将基于风险预防原则纳入到环境风险治理过程中，而后又逐步应用到食药安全、核能技术等风险领域，并且扩展至奥地利、比利时、丹麦、法国、希腊等国家①。相对于传统的科学原则，预防原则强调在没有科学证据证明人类的行为确实会发生环境损害的情况下，要求国家和社会采取预防措施，防止可能损害的发生，对于未知和不确定的风险治理具有更强的针对性。时至今日，预防原则已经成为欧盟国家风险治理的重要原则和行政文化，也对美国、澳大利亚等国家产生了重要的影响，这就是风险国家新型行政文化的重要组成部分。

由此可见，风险治理在本质上是一个由政府、市场和社会多方参与，由风险评估、风险预警、风险管理和风险交流等环节构成的开放式流程，在某种意义上需要一种不同于传统行政文化的风险行政文化与之相匹配。跟以上传统的科层制文化有所不同，风险文化更强调基于协商和共治的网络治理，以及双向的风险交流和沟通，同时鼓励组织成员更加积极主动地拓展治理资源和空间，以及在风险治理过程中的首创精神，决策过程网络化和扁平化，倡导观念和传统应当随着治理环境与社会公众的变化而与时俱进。值得注意的是，这种新型的风险文化并非要简单地取代或者颠覆传统的科层制文化，而是在其原有基础上加入以上特征的元素，从而让风险治理的过程更加灵活、多元以及人性化。

在传统行政文化下，一旦出现了风险爆发的灾难或事故，按照专业分工、权责对应的行政文化，必然就要涉及对灾难或事故追究责任的问题，这既是维护行政国家正当性的举措，也是保障此后风险行政

---

① Pesendorfer, D., *Risk Regulation and Precaution*, in *Handbook on the Politics of Regulation*, edited by David Levi - Faur, Northampton: Edward Elgar Publishing Ltd, 2011.

的保障，而政治问责往往也必须基于客观、中立和科学的因果关系基础之上。然而，在风险社会的环境下，由于很多灾难或事故的发生带有一定偶然性，风险积累与最后的爆发之间是否存在必然的因果关系，往往在科学上很难加以发现和证明，这种管理过程中要求的明确问责与科学上的难定因果在很大程度上会产生冲突。为此，基于单一个体的政治问责文化，就有必要向基于多元集体的风险共担文化转变，即在不确定性的风险爆发之后，并非简单地由任一方个体来承担责任，而应当由国家、社会、市场等多元组织的集体来共同承担风险。典型例子就是当疫苗产品引起预防接种的不良反应时（Adverse Event s Following Immunization，AEFI），政府就没法完全通过产品质量责任去追究相关方的责任，而只能建立起以政府为主导、市场和社会参与的不良反应补偿机制来对受害者加以补偿，而这就是新型的风险共担行政文化的重要体现。

六　走向风险国家：兼论对中国的启示

正如贝克尔所言，“想要在现代性（我更愿意称之为第一次工业现代性）和世界风险社会（或称第二次反思现代性）之间划出一条界线的想法显得很天真甚至是矛盾的”①。风险社会的到来，并非是一个突如其来的过程，而是在融合与冲突中逐步嵌入到现代社会的结构中来的。基于国家—社会的二元互动关系，这种渐进式的嵌入过程，也逐步会对传统行政国家的结构和功能产生重塑效应，风险国家的新型治理形态则应运而生。

然而，从知识社会学的角度看，虽然风险国家并非是要完全取代传统行政国家，但是为什么风险国家可以成为一个相对独立的治理类型概念，是必须要论证清楚的。从前文已经可以看到，风险社会的复杂性、不确定性以及建构性等特征，对传统行政国家所建立的三大基

---

① Beck，U.，“Risk Society Revisited：Theory，Politics and Research Programs”，in Barbara Adam，Ulrich Beck & Joost Van Loon eds.，*The Risk Society and Beyond：Critical Issues for Social Theory*，Sage Publications，2000.

础——威尔逊的政治一行政二分法、韦伯式科层制理论以及西蒙的行政科学都提出了不同程度的冲击和挑战。此外，我们还可以看到，在国家的角色和职能上，风险国家更为重视如何成为一个能够对源自现代性所产生的系统风险的驾驭者，并保护其公民免受风险的侵扰和焦虑；在国家能力维度，风险国家不再是原来单向度的能力强化，而是逐步演变成在风险重构过程中的比较与平衡过程，也就是说风险应对和控制能力正在成为一项新的基础能力，并渗入到其他各项能力建设之中；从制度层面分析，基于专业分工和功绩制的理性科层制的局限暴露无遗，更加具有扁平化、弹性化和网络化的风险组织模式显得更加具有适应性；最后从行政文化角度来看，更加灵活、多元以及人性化的风险文化也慢慢融入传统的科层制文化里，成为风险治理进程中的新型行政文化。

由此可见，在世界风险社会已经来临的时刻，风险国家正在成为一种新型的国家治理形态和模式，它不仅仅是停留在理念和制度层面，更加已经深入到风险治理的政策实践过程中，在许多国家的环境保护、自然灾害减灾防灾、食品药品安全、生产安全与职业病防治、核能安全利用开发等实际政策过程中都已经开始得以建立和运行，在金融监管、能源安全、互联网规制、社会治安防控以及反击恐怖主义等领域也开始崭露头角。

而从治理的流程来看，国际风险治理理事会将风险治理界定为一个由政府、市场和社会多方参与，由风险评估、风险预警、风险管理和风险交流等环节构成的开放式流程，并出版和发行了一大批针对全球各国在气候变暖、核能利用、纳米科技、生物能源和基因技术等领域风险治理的政策评估和建议报告。此外，美国的风险管理协会、英国的风险管理研究院及伦敦政治经济学院风险分析及监管研究中心等一系列关于风险治理及监管的非营利组织和研究机构都开始扮演重要的政策角色。

2010 年，在总结其成员国组织风险监管经验和教训的基础上，OECD 出版了其关于风险监管的专题政策报告，即《风险和监管政策：改善对风险的治理》（*Risk and Regulatory Policy: Improving the Governance of Risk*），对风险监管框架与法律、治理机构、基于风险基础的监管改革、风险评估与管理的指引等内容提出了具体的政策建议①。世界银行于2015年发布了题为《风险与机遇：为了发展而管理风险》（*Risk and Opportunity*：*Manage Risk for Development*）的2014年年度报告，对风险管理的基本原则，以及包括家庭、社区、企业以及监管部门等社会各个系统的角色要求进行了系统总结②。这都是风险国家治理模式正在全球范围内逐步扩展的具体体现。

作为当今世界最大的发展中国家，中国社会所面临的风险形势是异常复杂的，最大的特点在于社会各类风险的叠加效应，一方面要应对主导的工业社会的现代风险（例如环境污染、交通安全、产品质量安全、生产安全等），另一方面还需要同时面对一些前现代风险（如自然灾害、地方性流行疾病等）和后现代风险（如信息安全、基因和纳米技术风险等）的考验，人类社会几乎所有的各类风险都浓缩在极短的时期内爆发，形成了对中国社会的巨大风险威胁，客观上对中国国家的风险治理能力和体系提出了更加严峻的挑战。

与此同时，中国的行政国家同样也面临转型的问题，一方面中国的行政国家建设仍然在进程中，一套专业、高效、廉洁和基于功绩制的官僚体系，仍然是中国行政改革的重要目标，而另一方面科层制的一些典型弊病却在中国的行政过程中更加显露无遗，而且这样一套半科层化的官僚体系在较长一段时期内都会长期存在。基于此，与其他国家不同的是，中国的国家建设面临着建设现代行政国家和融入风险国家的双重任务，应当如何破局和推进？

发展中国家在行政现代化方面虽然存在后发劣势，但也具有一些明显的优势，体现在中国应对风险社会的问题上，由于理性科层制尚未完全建立，因此中国可以更加主动地在建设现代行政国家的过程中融入风险国家的元素，即在推进行政体系改革的过程中，并不完全按照理性科层制的模式来指导，而是将西方发达国家在风险治理改革中的一些经验融入进来，例如在灾害或事故责任追究过程中，除了对确

---

① Organization for Economic Cooperation and Development, *Risk and Regulatory Policy*: *Improving the Governance of Risk*, Paris: OECD, 2010.

② World Bank, *World Development Report* 2014—*Risk and Opportunity*: *Managing Risk for Development*, D. C.: World Bank, 2015.

定风险部分采用行政问责制之外，对于不确定风险部分可以通过责任保险补偿的方式来加以归责；在面对风险事件中，除了政府之外，应当建立起企业、社会、专家学者、媒体以及公民个体参与治理的制度化机制，避免政府陷入单打独斗的尴尬境地；在设计绩效考核指标体系的时候，除了客观的投入—产出指标之外，还需要将公众的主观评价或观感列入其中，引导政府不能忽略对公众的风险沟通和教育工作等。只有采用这种“1＋1”的综合融入式建构策略，中国才能有效同时面对不同风险的叠加挑战，并将风险治理有机地融入国家治理能力和体系现代化的进程之中。

后　　记

药是什么？对于深陷病痛的病人来说，药就是化解病痛、早日康复的圣物，而对于孩提时代的我而言，药只意味着一个字：苦。每当想起自己小时候生病被大人强迫吃药的痛苦场景，我就发誓：得什么别得病，吃什么别吃药，更别谈什么研究药了。天意弄人，万万没有想到的是，多年以后自己的博士论文题目竟然是以药品监管为题，而且一直将药品安全监管政策作为自己的重要研究领域。现在想起来，虽然这并非自己儿时的愿望，但却是一件积累功德的研究善行：如果自己的研究能够让作为大国的中国药品更加安全有效，令更多的国人可以吃到更好更有效的药品，缓解或者治好疾病，岂不是善莫大焉？

2005 年下半年，我进入香港中文大学政治与公共行政学系攻读博士学位，师从著名的政治学者王绍光教授。2006 年，新闻媒体相继披露出了“齐二药”“欣弗”等一系列药品安全事件，让我把眼光逐步转向了药品安全监管问题。虽然当时人不在内地，但对这些药品安全事件仍然非常关注，同时也以此次事件为案例，在 2009 年上半年王老师的课堂演示过程中分析了中国政府的监管能力建设问题，没想到得到了王老师的肯定和赞许，他也非常支持我以药品监管为博士论文选题，深入研究中国国家政权建设中的监管能力问题，由此我就进入了药品监管研究的领域。

作为一个没有任何医学药学背景的文科生，初次接触药品监管研究，面对艰深晦涩的药学名词，让人顿感煎熬和痛苦。后来不管北上北京开展调研，南下广州搜集资料，我渐渐发现，从政治学和公共管理角度来进入药品监管研究领域，是一个非常有趣的观察视角，比纯医学和药学的研究更有另一番风味。经过三年多的阅读、调研与写作，我最终完成了《转型中的监管型国家建设——基于对中国药品管理体制变迁（1949—2008）的案例研究》的博士论文，在这中间得到了南开大学法学院宋华琳教授等学友的大力支持与协助。虽然现在看来此书仍有很多可以完善之处，但作为国内第一本从公共管理学角度来研究药品监管政策的专著，还是受到了监管部门和业界的高度关注。

2008年下半年，我进入中国人民大学公共管理学院工作，虽然研究兴趣开始逐步转向了食品安全监管和一般性风险监管的理论研究，但仍然保持了对药品监管政策的关注。此后虽然大型的药害事件有所减少，但2010年山西疫苗案、2012年药用毒胶囊事件、2016年山东问题疫苗案等一系列药品安全事件仍然让人对药品安全监管环节的疏漏忧心忡忡。因此，自2010年以来，我继续沿袭了博士论文研究的路径，并基于风险治理的视角，重点从药品审评、注册、标准、安全保险等角度来对中国药品安全风险治理的完善开展研究，从而形成了本书的大部分内容。

此书能够顺利付梓，首先要感谢一直鼓励和支持我从事食品药品安全监管研究的导师王绍光教授，他的家国情怀和学术智慧，是激励我继续为国家、为人民做学术的强大动力。感谢我所在的中国人民大学公共管理学院及诸位同事，虽然药品监管并非公共管理学研究的主流话题，但学院对我的研究一直予以支持和关注，诸位同事也不断地通过各种形式给我的研究提供建议。感谢国家食品药品监督管理总局以及多个省市食药监局的诸多领导和同仁们，我对药品安全监管工作实践的理念与思考都受到他们的启发。感谢芝加哥大学杨大力教授、哥伦比亚大学吕晓波教授以及中国社会科学院的余晖研究员的推荐与赐语。感谢中国社会科学出版社的赵丽女士，编辑出版工作程序繁杂，冗事繁多，没有她的热心支持与专业指导，此书不可能这么快问世。感谢我的硕士研究生王中一同学，他为此书的编辑排版工作付出了很大辛劳。最后，要感谢我的妻子祝玉红博士和父母及岳父母，并将此书献给我的儿子刘铠阁，如何让他们下一代能够有安全、有效和质量可控的药物使用，而不要像现在很多父母远赴国外代购药品，这是我继续研究中国药品安全风险治理的强大动力！

刘鹏

2017 年 1 月 21 日于人民大学求是楼

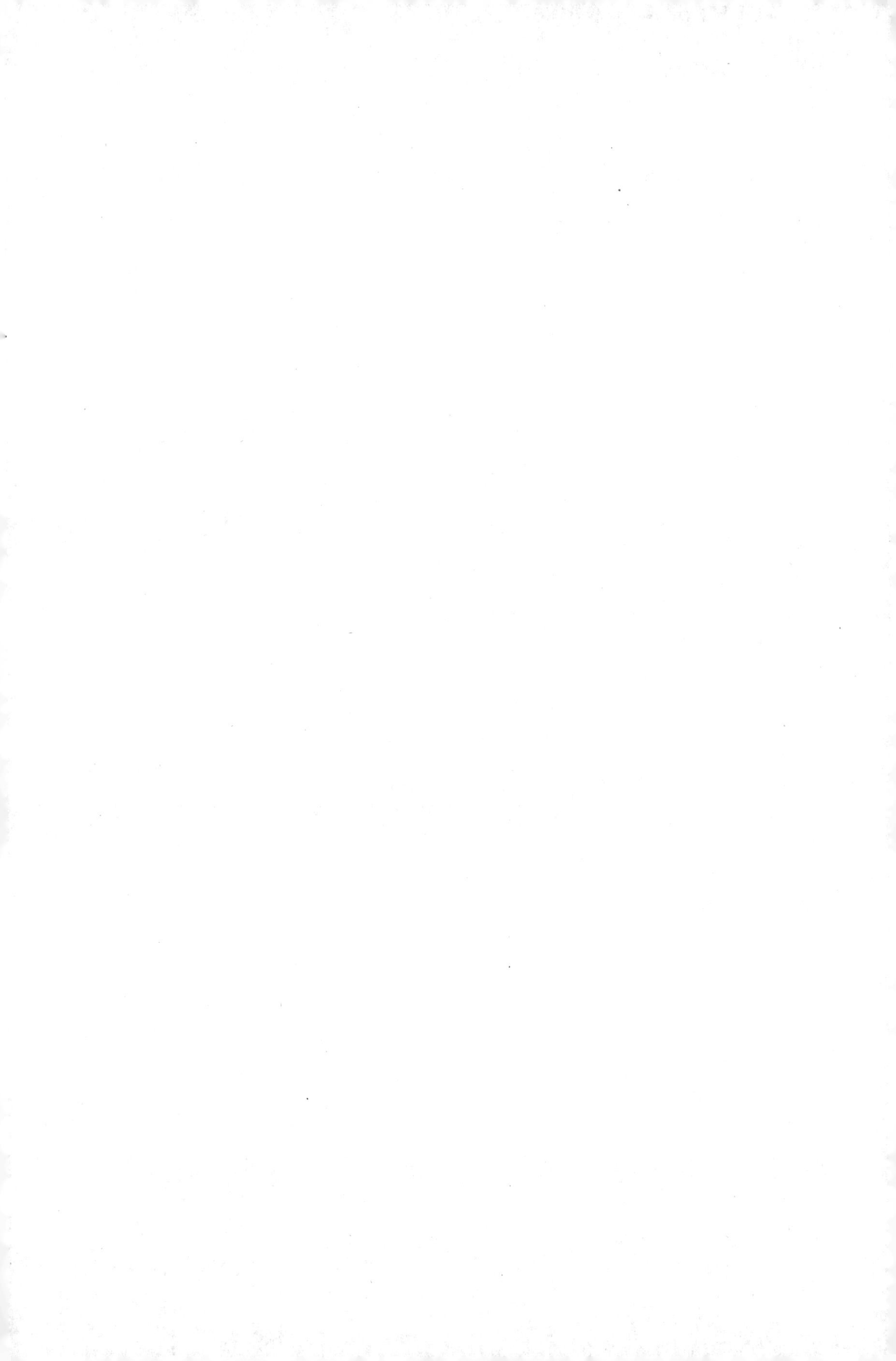